周産期ボンディングと
ボンディング障害

子どもを愛せない親たち

Kitamura Toshinori
北村俊則［編著］

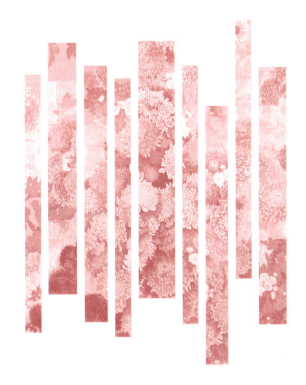

ミネルヴァ書房

「おれの目から見ると，あんたは，まだ，いまじゃ，ほかの十万もの男の子と，べつにかわりない男の子なのさ。だから，おれは，あんたがいなくたっていいんだ。あんたもやっぱり，おれがいなくたっていいんだ。あんたの目から見ると，おれは，十万ものキツネとおんなじなんだ。だけど，あんたが，おれを飼いならすと，おれたちは，もう，おたがいに，はなれちゃいられなくなるよ。あんたは，おれにとって，この世でたったひとりのひとになるし，おれは，あんたにとって，かけがいのないものになるんだよ…」と，キツネが言いました。「なんだか，話がわかりかけたようだね」と，王子さまがいいました。

サン＝テグジュペリ 作　内藤濯 訳　『星の王子さま』（1953, 岩波少年文庫）

周産期ボンディングとボンディング障害
——子どもを愛せない親たち——

目　次

第1章　周産期ボンディングの概念　………………………… 篠原　枝里子 … 1

- 1　ボンディングとアタッチメントの違い　2
- 2　アタッチメント　2
- 3　ボンディング　5

第2章　妊娠期の胎児へのボンディング　…………………… 臼井　由利子 … 13

- 1　胎児ボンディング　14
- 2　望まない妊娠と妊娠への態度　17
- 3　今後の研究課題　17

第3章　周産期ボンディング障害の症状構造　……………………… 松長　麻美 … 19

- 1　精神疾患の症状構造　19
- 2　ボンディング障害の症状構造　20
- 3　症状学の今後に向けて　27

第4章　周産期ボンディング障害の発生要因　……………………… 北村　俊則 … 31

- 1　精神障害とボンディング障害　31
- 2　妊娠・出産とボンディング障害　33
- 3　ボンディング障害の関連指標　35
- 4　ボンディング障害の成因と今後の研究課題　37

第5章　周産期ボンディング障害と抑うつ　………………………… 齋藤　知見 … 41

- 1　産後うつ病とは　41
- 2　産後うつ病とボンディング障害　45

第6章　周産期ボンディング障害と新生児虐待　…………………… 馬場　香里 … 53

- 1　新生児虐待　53
- 2　介入と予防　68

第7章　周産期ボンディング障害の予防と治療　…………………… 大橋　優紀子 … 79

- 1　ボンディング障害の予防　79
- 2　ボンディング障害の治療　86

第8章　周産期ボンディング障害の対象児の保護 …………… 山岸　由紀子 … 95

1　事　例　95
2　子どもの保護　99
3　社会的養護　104
4　子どもの保護への道筋と対応　117

第9章　あらためてボンディング障害とは何か ……………… 北村　俊則 … 123

1　なぜボンディング障害が見過ごされてきたのか　123
2　ボンディング障害を理解する　125
3　予防と治療に向けて　131

引用文献　135
おわりに　157
索　引

第1章

周産期ボンディングの概念

篠原　枝里子

　ボンディング障害という用語は，周産期医療のなかで新しく出てきたものです。そこでどのような状態であるかをわかりやすく理解するために，ある架空事例を見てみましょう。
　A様（仮名），30歳，38週，骨盤位のため帝王切開で出産。産後3日目に担当助産師が授乳指導のために訪室しました。部屋は暗く，赤ちゃんのベビーコットにはバスタオルがかけられています。

　　助産師：A様，授乳の確認に参りました。
　　母　親：はい，そういえばもう授乳の時間ですね。
　　助産師：赤ちゃんは，まだ寝ていますか？　なぜベビーコットにタオルをかけているのですか？
　　母　親：……赤ちゃんが泣くと責められているようで。なんだか顔を見たくなくて。
　　助産師：そうでしたか。
　　母　親：助産師さん，私，もう母乳じゃなくて全部ミルクにしたいです。母乳は無理です。
　　助産師：どうして無理だと思われるのですか。
　　母　親：よく泣くから……ミルクのほうがよく寝てくれるのでしょう？
　　助産師：ミルクのほうが赤ちゃんが寝てくれるのでミルクにしたいと思ったのですね。
　　母　親：そう，ミルクのほうが寝てくれるから……それに，おっぱいを吸うときにうまくいかなくて，吸ってくれなくて。うまく吸えないし，昨日の夜もよく泣くし，すごく気分が悪くなります。この子は私のことを嫌いなのだと思います。なんとか吸えたときも，吸われている時になんともいえない嫌悪感があります。おっぱいから離すとすぐ泣くし，その繰り返しで，泣き止まなくて……そうなると正直，この子を床に叩きつけたくなります。顔も見たくなくて，タオルでベットを覆いました。手術の後の傷も痛いのにおっぱいやおむつ替えもしないといけなくて，そもそもこの子が逆子にならなかったら痛い思いもせず，お腹に傷も作らなくてすんだのに，と思うと，この子が憎らしく思えるんです。こんな子，産まなければよかった。

　臨床場面において，「子どもがかわいいと思えない」という母親に出会うことは，さほ

ど珍しいことではないかと思います。「子どもがかわいいと思えない」と直接言葉で訴えずとも，赤ちゃんに対して無表情で声かけもせずに育児行動をしている，扱い方が不自然であり，あたかも物のように煩雑に扱う，泣いていても無視をする，目を合わさない，ベビーコットにタオルをかけるなど敢えて自分から見えないようにする……といった「あれっ」と思うような母親に心当たりがある方もいるかもしれません。このように子どもに愛情を感じることができない，子どもとの絆（bonding）を形成することができないことをボンディング障害（bonding disorder）といいます。

1　ボンディングとアタッチメントの違い

　ボンディング（bonding）は臨床や研究の場においてしばしば曖昧な概念として使用されていることがあります。ボンディングに似た概念として，アタッチメント（attachment）といった表現がしばしば用いられますが，用語の定義を厳密に行なうと，このボンディングとアタッチメントは別に定義すべきです（Walsh, 2010）。
　ボンディングとアタッチメントの定義に関しては，親と子の関係性を方向から考えると理解が容易になると考えます。アタッチメントそのものの概念は，Bowlby のアタッチメント理論（attachment theory: Bowlby, 1969）がもとになっており，通常は子どもが養育者に対して向けるものとして扱われています。それに対し，ボンディングは親が子どもに対して抱く関心や愛情について焦点を当てています（Klaus & Kenell, 1982）。つまり，ボンディングとは，養育者の児に対する情緒的な絆のことを指します。アタッチメントの言葉の使い方として，乳児・母親間のアタッチメント（infant-mother attachment）や，妊娠期からの母子相互作用に関して母親・胎児間アタッチメント（maternal-fetal attachment）などという表現が用いられることがあります。このような表現はどちらかというとボンディングに近い概念で使用されていることが多いように感じられますが，研究者によって使用が曖昧です。子どもが養育者に向ける欲求と，それを与える養育者がいて成り立つ相補的関係がアタッチメントであり，アタッチメントを与える側の心理をボンディングとも表現し理解することもできるかと思います。また，日本語の言葉の使用に関して，「愛着」という言葉は，アタッチメントとボンディングの両者の意味でとらえることができるため曖昧です。現時点では，「愛着」ではなく「アタッチメント」と「ボンディング」というカタカナ表記の言葉を使用することが良いと思われます。

2　アタッチメント

（1）あたたかい養育の必要性
　次にアタッチメントについて述べていきたいと思います。子どもから母親へのアタッチ

メントが生じる理由について，心理学者や精神医学者は1900年代の初め，その理由を母親が子どもに食物を与えるからだと考えていました。しかし，これを覆す2つの有名な動物実験研究が行なわれました。ひとつは，Lorenz（1935/1957）が行なった，ひな鳥の刷り込みに関する研究です。この研究で，Lorenzは，ある種の鳥類においては食物を与えることとは関係なく，ひなが母鳥に接し慣れ親しむことにより母親的存在との結びつきが芽生えることを発見しました。もうひとつは，Harlow（1958）が行ったアタッチメントの重要性に関する研究です。この研究で，Harlowは，生まれたばかりのアカゲザルを母親から引き離し，2体の人形を母親代わりにしました。ひとつは針金でできた哺乳瓶が取り付けられている人形，もうひとつは布でできた人形でした。それまでは，子どもは食物を与えてくれる存在に愛着を示すと考えられていましたが，アカゲザルは針金の母親の哺乳瓶でミルクを飲みますが，すぐに布の人形の母親のところに行くこと，そして怖がったときなども布の母親のところに行くことから，アタッチメントはスキンシップにより形成されることが実証されました。しかし，その後の成長に伴って，アカゲザルが自傷行動や，他の仲間と付き合えないなどの問題行動を見せたことから，スキンシップだけでなく子どもにとってのあたたかい養育態度が子どもの養育にとって重要であることが認識されました。

（2）長期に及ぼす影響

Bowlby（1969）は出生後1年以内の早期に乳児が特定の人物と強い結びつきを形成し，特有の行動をとることをアタッチメントと表現しました。そして，乳児が3つのタイプのアタッチメント行動（定位行動，信号行動，接近行動）を示し，このような行動をとることによって身の安全を保障していることを報告しました。定位行動とは，養育者がどこにいるかを確認するための行動であり，目で追ったり，養育者の声のする方向を向くことです。信号行動とは，養育者の注意を引いて注意を向けさせるための行動のことで，泣いたり，笑ったり，声を出したり，身振りを示すなどの行動を指します。接近行動とは，能動的に養育者に接近することで，後追いをしたり，歩いていったり，しがみつくようなことです。また，「乳幼児と母親の人間関係が親密で継続性があること，両者が満足して幸福感に満たされるような状態であることが，乳幼児の性格発達や精神衛生の基礎である」と述べています。これを実証づける研究として，孤児院の研究（Bowlby, 1969）のなかで乳幼児期（生後6カ月〜6歳頃まで）の親との離別や死別体験，被養育経験の質的貧困などによる望ましい保育に欠ける状況により，その後の精神発達や人格発達などの面で子どもに問題を生じる確率が高いことを指摘しています。これを母性剥奪（maternal deprivation）といいます。この現象は当初，施設に収容されている児のみに起こると考えられていたため施設症（hospitalism）と呼ばれていましたが，施設内に限らず，継続的に望ましい養育に欠ける状態であればだれにでも起こり得るため，のちにこの考えは訂正されました。Bowlby

(1969) は，乳幼児期に経験した親とのアタッチメントのなかで形成される，対人関係において自分の行動を決めるさいに無意識に活用するモデルを内的作業モデル（internal working model）と呼び，対人関係において，自分は愛され助けてもらえる価値のある存在であるか，また他者や外的世界は自分の要求に応じてくれるのかという自己と他己に関する主観的確信を確認し，確信することにより，人生におけるさまざまな危機を乗り越えられるものと考えました。

　Ainworth, Blehar, Walters, and Wall（1978）は，赤ちゃんのアタッチメントにとって，親から受ける養育の質が大切であることを指摘しました。彼らは，ストレンジ・シチュエーション法を用いてアタッチメント行動が3つのタイプに分けられると報告しました。ストレンジ・シチュエーション法は3段階から成り，まず見知らぬ場所で母親と乳児が過ごす様子を観察し，次に，母親が退出し，見知らぬ人がやってきたときに子どもがどのような行動をとるかを観察します。最後に，母親が戻ってきたときに子どもがどのような行動をとるかを観察します。赤ちゃんのアタッチメントは3群に分けられます。安定型（B型）は母親が戻ると喜び，適切なアタッチメントの発達を示しますが，回避型（A型）は母親へのアタッチメントを少ししか示せず，葛藤型（C型）はアンビバレントな感情を示し，拒否したり逆に過度に依存したりする行動を見せます。このタイプの比率に関しては，文化圏の影響により異なることもいわれていますが，回避型，葛藤型はともに，アタッチメントの発達に問題があると考えられています。のちに Main and Solomon（1990）はこの3つのタイプに当てはまらない，アタッチメントの対象に対し矛盾し混乱した行動を示す児を不安定型（D型）として報告し，現在では4分類されることも多くなっています。また，このD型は，被虐待児に多いという報告もあります。

　Bowlby（1969）は，乳児期のアタッチメントの長期的影響について「個人の両親との間の経験は，後に他者との結びつきを作る能力との間に強力な因果関係がある。幼児期，青年期の間につくられたアタッチメント対象と自己のモデルがどのようなものでも，成人してからの生活にまで残存していく」として，乳児早期の体験が，成人になってからの他者とのアタッチメントやこころの健康に影響を及ぼす可能性について言及しています。乳児早期の体験と精神病理については，遡ると，Freud（1914/1989）のリビドー発達理論や Erikson（1963）の発達理論における，発達課題が適切に達成されなかった場合に起こり得ると考えられるさまざまな精神病理からも説明することができます。

　また，長期的影響としてアタッチメント行動の世代間伝達に関する研究も行なわれています。現在までに，幼少期のアタッチメントスタイルを拡大した成人期のアタッチメントスタイルを測る研究も広く行なわれていますが，そのなかで，親に対する語りを通して親に対するアタッチメントのタイプを評価する尺度として，半構造化面接法を用いる Adult Attachment Interview（AAI：George, Kaplan, & Main, 1985）を用いた研究では，その影響は3世代にまで渡る可能性があることが指摘されています（Benoit & Parker, 1994）。

（3）アタッチメント障害

　子どもの病理的状態としてのアタッチメント障害は，1980年のDiagnostic and Statistical Manual of Mental Disorders, 3th edition（DSM-III: American Psychiatric Association, 1980）の反応性愛着障害（reactive attachment disorder: RAD）においてはじめて国際的診断分類として定義されました。その後改変されましたが，現在，Diagnostic and Statistical Manual of Mental Disorders, 5th edition（DSM-5: American Psychiatric Association, 2013）のRADとして，あるいはほぼ同一の概念として「精神および行動の障害」マニュアル（International Classification of Diseases and Related Health Problems, 10th version: ICD-10：WHO, 2016）にあるRADおよび脱抑制性愛着障害（disinhibited attachment disorder）として存在します。しかし，実証的研究に乏しく診断基準にアタッチメント行動が触れられていないとの理由からZeanahらのグループ（Lieberman & Zeanah, 1995；Zeanah, Mammen, & Lieberman, 1993；Zeanah & Boris, 2000）がこれらの分類に対し批判的に検討し，独自に新しいアタッチメント障害の診断基準を作成しています。アタッチメント障害の診断の信頼性や妥当性については，症例研究や実証研究によるさらなる研究が求められています。

3　ボンディング

（1）ボンディングの概念

　赤ちゃんから親へのボンディングの概念は1960年代にRubinによって紹介され，1970年代にKlaus and Kennellによって広められました（Kinsey & Hupcey, 2013）。Rubin（1984）は，女性の母性獲得の課題のひとつとして母親の妊娠期からの子どもとのボンディングの形成を挙げており，子どもに愛情を投ずる契機として妊娠中は胎動，産後は赤ちゃんのほほえみが合図となると述べています。Klaus and Kennell（1982）は，ボンディングの形成において臨床における母子同室の重要性について説きました。その著書 *Parent-infant bonding* のなかで，ボンディングとは赤ちゃんと大人の間にみられる相互の愛情（affection）を意味するのではなく，子どもたちに対して一方向性をもった関心および愛情によっていかにかかわりあうようになったかという現象を表す用語であると定義しています。また，ボンディングの成立過程は，明確な画一的なものではなく，bondという言葉から連想されるような瞬間接着剤のような性質をもったものでもなく，ユニークな関係であり，特異的でかつ長期にわたり持続する関係であると表現しています。この関係の概念的理解を深めるには，Mayeroff（1971）の著書 *On careing* の中での記述を基にも説明することができるでしょう。Mayeroffはケアの相互性は取引ではないことを述べ，またケアを脱却することが目的ではないと述べています。他者の要求に応じてケアをすることによりケアをするもの自身が成長でき，また，親は子どもが自らをケアできるように

なるまで助けますが，それによって親子の関係を終わらせてしまうつもりはなく，成熟した関係が無限に続くことを望むのです。このようなボンディングの連続性とその影響として，子どもとの強いボンディングが更なるポジティブなボンディングを導き，児の認知神経発達を促進することも報告されています（Klaus & Kenell, 1982）。

　近年 Kinsey and Hupcey（2013）が 44 論文を統合した概念分析を行なっており，母・乳児ボンディングの概念について，乳児に向かう感情であることやアタッチメントとは明確に分けられることについて説明し，そのうえで以下のように定義しています。

> 母・乳児ボンディングとは母親に至る過程であり，おもに幼児の人生の最初の 1 年を通して起こるが，それは子どもの人生を通して続いていくものでもあるだろう。母・乳児ボンディングとは母親の情動状態であり，母親の乳児に向かう持続するあるいは一時的感情が主要な指標である。行動性，生物学的な指標は母・乳児ボンディングを促進させるまたは母・乳児ボンディングのアウトカムとなるが，母・乳児ボンディングの質を測定するには不十分であり，概念に独特のこれらの指標でもない。(p. 1319)

　つまり，母親の乳児に対するボンディングは，母親が自身の子どもに対して有する特定の感情であり，多くは陽性感情であると考えられているのです。新生児室に勤務する看護スタッフにとってどの赤ちゃんもかわいいでしょう。このかわいさも陽性感情ですが，「わが子」という質を持ってはいません。一方，親が自分の赤ちゃんや子どもに抱く陽性感情は，他に変えがたい「わが子」という感情です。「他の人の赤ちゃんもかわいいが，自分の子は違うかわいさだ」と思える部分がボンディングです。そして，この陽性感情は時間によって変動するものの，長く見るとそれ以降も長期に継続するという特徴を持っています。一方，新生児室勤務のスタッフは担当の特定の赤ちゃんをかわいいと感じても，その日の勤務が終了すれば気持ちが消えるものです。さらに，抱っこをする，授乳する，沐浴をする，オムツの交換をする，といった育児行動の基礎には親が子に抱く陽性感情であるボンディングが存在し，またこうした養育行動を繰り返すことでボンディングがさらに良くなります。しかし，養育行動は感情であるボンディングとは別のものであり，混同してはいけません。良好な養育行動がすなわち良好なボンディングの指標ではありません。なぜなら，たとえば赤ちゃんに何の陽性感情をもっていなくても，能力のある病棟助産師・看護師は優秀な育児行動を行うことができます。一方，はじめて子をもつことになった親は，ボンディングは大変良好であるにもかかわらず，養育行動がはなはだしく不適切ということもあるからです。

（2）ボンディング障害
　自分の子どもに対して愛情がわかず，世話をし守りたいという感情が弱く，かえってイ

ライラしたり，敵意を感じたり，攻撃したくなるなどの衝動が出てくるような病的な心理状態を，ボンディング障害（bonding disorder），あるいはボンディング不全（bonding failure）といいます（Brockington, 2011）。両者は同じ意味の言葉です。乳児期にこのようなボンディング障害がある場合，子どもの発達に関わる深刻かつ長期的な母子関係に影響を及ぼすと考えられており（Brockington, 2001），ボンディング障害は，養育の拒否，ネグレクト，虐待へと発展する可能性を含んでいます（Brockington, 1996）。

歴史をたどると，ボンディング障害に関連すると考えられる臨床の記述としては，子ども嫌いの症例として19世紀頃から認められていますが（Boileau, 1861；Oppenheim, 1919），子殺しについての記述が歴史上の書物に見られるように，それ以前からも存在していたと考えられます。しかし，このボンディング障害が周産期精神医学のテーマとして取り上げられるようになったのは欧米においても1990年代と，つい最近のことです（Brockington, 1996；Kumar, 1997）。1990年代のボンディング障害の認識は，「産後すぐに出現する母親の子どもに対する強い拒否的感情であり，児の特徴とは無関係で，妊娠期間中に予測する要因がなく，産後うつ病に合併するものもしないものもあり，必ずしも産後うつ病の回復に伴って回復するものではなく，治療法は確立されておらず，児童虐待の素地になるかもしれない（Kumar, 1997）」と考えられていました。これは，現在のボンディング障害の見解と同じ部分もあれば異なる部分も含まれています。

ボンディング障害の診断基準としては，疾患と捉えられていない側面もあるためか，現在一定のコンセンサスはありません。精神科診断の大きな手引書として，世界的な基準として日本でも広く用いられているDSM-5（American Psychiatric Association, 2013）やICD-10（WHO, 2010）にはアタッチメントに関する「親-子ども間の関係性の問題」の診断名として反応性愛着障害と脱抑制性愛着障害が含まれていますが，ボンディングについては記載されていません。Brockington（2011）は，ボンディング障害は連続量を示す現象と考えられるため，臨床上の介入決定に関しては一定の閾値が必要であり，閾値を設定することにより専門家や一般の人も「病態」という認識を持ちやすくなるだろうと述べています。今後の研究によっては，質的に独立した病的なグループが同定される可能性や，正常範囲内のボンディングと障害としてのボンディングをわけることができるかもしれないと考えられ，今後の実証的な研究は，臨床上での介入や行政の政策にとって有益なものであると考えられます。最新の知見としては，Kitamuraらのグループ（Matsunaga, Takauma, Tada, & Kitamura, 2017）が質的な病的グループの同定および閾値設定について報告しています。

ボンディング障害の対応に関して，各国のガイドラインを見てみると，英国の国立医療技術評価機構（National Institute for Health and Care Excellence；NICE, 2015）のガイドラインでは，研究の推奨をすること以外に特別な治療に対する助言等はなく，産後の母親の評価に関し，母子関係の評価を加えることを推奨する文章が記載されています。オーストラ

リアの周産期のメンタルヘルスに関する臨床診療ガイドライン（Beyondblue, 2011）では，たとえ母親が抑うつを経験していなくともボンディングが悪くなることが記載されており，母親のリスク要因があることや，ボンディングが悪い場合に見られる兆候として，母親が敵対的で，拒絶を示し，児の取り扱いが荒いこと，児が母親を見ることを避けることなどに言及しています。また，介入の推奨に関しては，地域の看護師をはじめとする医療職による母子関係のアセスメントを行い，難しい症例を早期ペアレンティングセンターや，デイ，または滞在型のプログラムに紹介することなどが記載されています。日本では周産期メンタルヘルス学会（2017）が周産期メンタルヘルスコンセンサスガイドとして，ボンディング障害への対応についてのクリニカルクエスチョンをとり挙げています。その中で，ボンディング障害が疑われる症状として3点（①子どもとの情緒的絆が感じられず，子どもに無関心な様子，②子どもを拒絶する様子，③子どもに対する怒り）を挙げ，対応として，うつなどの精神症状が認められた場合は，治療を行った上で早期に地域支援につなげ，障害要因を踏まえた支援の提供を行うという指針を示しています。また，2011年に世界精神医学会（World Psychiatric Association: WPA）（Brockington et al., 2011）が発表した「深刻な精神障害のある子どもの精神保健の保護と促進のためのガイドライン」の中には，ボンディング障害に関する以下の記述がみられます。

> 出産前であっても，母・乳児関係の病理が存在する。拒絶された妊娠では，胎児は「侵入者」として見られ，胎児虐待につながる。出産後，児に対し期待外れの感情（これは早期の段階で既に共通している）がある場合，おそらく，少数ではあるが，嫌悪，憎悪，拒否へと発展する可能性がある。母親の敵意は，乳児から「愛する関係」という基本的なニーズを奪い，深刻な修復不可能な相互関係，感情的虐待に導く。乳児の欲求は，母親の攻撃的な感情を引き起こし，母親が自己コントロールを失った時，言語的な虐待や手荒な扱いを引き起こす。このような子ども達は虐待のハイリスクである。(p. 96)

また，2016年度にBrockington, Butterworth, and Glangeaud-Freudenthal（2017）が発表した，母・乳児（周産期）精神保健の国際的ポジションペーパーではボンディング障害が産後精神障害の中で最も重症なリスクであるという以下の声明を含んでいます。

> ボンディングを形成するのに時間のかかる母親がいるが，ごく少数が乳児への感情的拒絶に苦しめられている。それは精神病と自殺企図のあるうつ病を併せても，この精神科領域の1番の重症度に位置づけられる。長期的影響として，子どもの虐待があり，すべての産後精神障害の中で最も重症なもののひとつである。(p. 117)

このように，ボンディング障害の認識や取り組みはまだ発展途上にありますが，周産期の精神医学にとって介入されるべき重要な事象であることは明らかです。

（3）測定方法

ボンディングとその障害の評価方法は，親自身が自分について答える自己評定式調査票と臨床家あるいは研究者が面接や観察によって評価する尺度にわかれます。多くは自己評定式調査票が使用されています。こうした尺度の名称には，ボンディングではなくアタッチメントの用語が使用されることが少なくありません。これは，前述のように，当初ふたつの用語が同じものであるかのように扱われた歴史的経緯によります。

①自己記入式調査票

(1) Maternal Attachment Inventory（MAI）

Müller（1993, 1994）は，文献レビューから尺度を作成し，臨床専門家，研究者，母親との内容・表面妥当性の検討を実施し，2段階の調査を経て Maternal Attachment Inventory（MAI）を作成しました。MAI は，26項目4件法から成るリッカート尺度で，母親の新生児への情動や行動から愛着を測定し，総合点で評価します。MAI は中島（2001）により日本語に翻訳され，MAI-J と略称され，信頼性・妥当性が確保されています。しかし，因子構造に関して不明瞭である点や，米国での調査と比べて日本人は得点が低いこと，子どもの発達に伴って生ずる基準値が明確でないため，使用法に課題がのこるとされています。

(2) Mother-to-Infant Bonding Scale（MIBS）

Kumer and Hipwell（1996）は，予備的な尺度として先行研究で得られた産後の女性達の語りを基に，9項目からなる Mother-to-infant Bonding Questionnaire（MIBQ）を作成しました。その後，MIBQ を改定し，Taylor, Atkins, Kumar, Adams and Glover（2005）が8項目からなる Mother-to-Infant Bonding Scale（MIBS）を発表しました。MIBQ はその後 Marks により改定され，10項目4件法から成り，これも Mother-to-Infant Bonding Scale（MIBS）と呼ばれています。MIBS のボンディング障害のスクリーニング尺度としての妥当性は，良好な値が示されています（Bienfait et al., 2011）。MIBS は，吉田らによって日本語に翻訳され，MIBS-J と略称され，日本では「赤ちゃんへの気持ち質問票」として周産期医療の場において使用されています。MIBS-J は愛情の欠如（Lack of Affection）と怒りと拒絶（Anger and Rejection）という2因子構造が示されています（Yoshida, Yamashita, Conroy, Marks, & Kumar, 2012）。また，10歳までの児を持つ父親と母親を対象とした調査でも因子構造が同様であること，母親と父親のどちらでもその因子構造が同様であり，出生直後の児から小学校の子どもを持つ親に使用でき，かつ性差に影響しないという測定不変性が報告されています（Kitamura et al., 2015）。

臨床への適応として，MIBS は従来総合点を用いて使用するとされていました。しかし，

MIBSが愛情の欠如（例：子どもをかわいいと思えない）と怒りと拒絶（例：子どもを腹立たしいと思う）という2因子構造をもつということは，それぞれの下位尺度をもって評価すべきといえます。良好な養育が予測されるボンディングであれば，「子どもをかわいいと思うし，敵意はない」という組み合わせです。しかし，支援を必要とする親の中に「子どもをかわいいと思えないし，子どもに敵意を抱く」という親と，「子どもをかわいいと思えないが，敵意はない」，「子どもをかわいいと思うが，同時に敵意も感じる」という3パターンの組み合わせがあることを意味します。エビデンスはないものの，経験的な予測として「子どもをかわいいと思えないし，敵意を抱く」場合は嫌悪が強いことが容易に予想でき，継続的な体罰が懸念され，「子どもをかわいいと思えないし，子どもに敵意もない」場合はネグレクトや心理的虐待が懸念され，「子どもをかわいいと思うが，同時に敵意も感じる」場合は親のアンビバレントな感情が予想され，暴力の「発作」がある可能性があり，いずれも良好なボンディングとはいえず，援助方法も異なると考えられます。また，総合点ではさほど高くなくとも，どちらかの下位尺度得点が高い親は支援が必要と考えられるため，結果の解釈には注意が必要であり，総合点のみを用いることは適切でないと考えられます。Matsunaga, Takauma, Tada, and Kitamura (2017) は，MIBSのクラスター分析の手法を用いた研究から，新生児を持つ母親のボンディングスタイルのカテゴリー分類を行い，高得点群，低得点群の2群に分けられ，高得点群はボンディング障害である可能性を報告しています。またMIBSのスクリーニングツールとしての区分点（cut-off point）について，総合点を用いた場合の1カ月健診時の区分点は4/5点であると報告をしています。このように，研究がすすめられていることは臨床での有用な活用にとって大きな一歩といえます。しかし，この結果を鵜呑みにするのではなく，対象集団によってこの区分点は変わり得るということも念頭において活用する必要性があると考えられます。

(3) Postpartum Bonding Questionnaire (PBQ)

MIBSの開発と同時期に，Brockington, Aucamp, and Fraser (2006) は，25項目6件法から成るPostpartum Bonding Questionnaire (PBQ) を作成しました。PBQは，客観的評価である看護師評価と10分間のビデオ評価とも高い相関関係があることが報告されています（Muzik et al., 2013）。PBQは，金子ら（金子，2011；Kaneko & Honjo, 2010）によって翻訳され，日本語版が開発されました。PBQは，MIBSに比べボンディング障害がより重い事例の評価に適していると考えられています。PBQの因子構造については，4因子構造（一般的ボンディング，拒否と怒り，不安，初期の虐待）（Brockington et al., 2006），1因子構造（金子，2011）が提案されましたが，これらは主成分分析により意図的に因子構造を提案したものでした。2015年にOhashi, Kitamura, Sakanashi, and Tanaka (2016) が行なった因子分析の結果では怒りと制限（Anger and Restrictedness），愛情の欠如（Lack of Affection），拒否と恐怖（Rejection and Fear）の3因子構造が示されています。PBQの因子構造については，今後も更なる検討が必要と考えられます。

②客観的評価方法

　客観的にボンディングを評価する方法として最も容易なのは，養育者に児に対する肯定的・否定的な部分について挙げてもらうことです。また，単純に子どもについて5分間話してもらう方法もあります。看護師による評価（Salariya & Cater, 1984；Kumar & Hipwell, 1996；Stocky, Tonge, & Nunn, 1996），5分から15分の遊びまたは食事介助のビデオ録音による評価，そして自然な設定での長期にわたる観察を行うという方法もあります。

　構造化された面接法として，Stafford Interview（Brockington et al., 2017）や Working Model of the Child Interview（WMCI：Zeanah, 1995）があります。Stafford Interview は，社会的，産科的，精神医学的背景，精神合併症，子どもの分娩情報等を含む，妊娠から児が1歳になるまで使用できる包括的な面接法で，1セッションもしくは2～3回のセッションにわけて面接します（Brockington, 2014, 2017）。WMCI は，親の特定の子どもとの間の内的作業モデルの測定の為に開発された半構造化面接で，出産時の思い，子どもの性格や行動の特徴などの子どもとの関係性に関する養育者の主観について測定します。

③経時的変化に対する考慮

　上述したボンディングの測定尺度に関して，測定のさいに時間の経過による経時的変化を考慮することが大切です。産後のボンディング障害の得点は，時間の経過とともに減少していくことが明らかになっています（Brockington et al., 2001）。しかし重症度に応じたボンディング障害の自然経過についてはまだよくわかっていないため，治療効果を判定するためにも，このような現象についてのさらなる研究が必要と考えられます。

MFAS 同様，妊娠の開始時からすべての項目を回答できないことが問題点として挙げられています（Kleinveld, Timmermans, van den Berg, van Eijk, & Ten Kate, 2007）。また，1因子構造について疑問視されています（Navarro-Aresti, Iraurgi, Iriarte, & Martinez-Pampliega, 2016）。Müller と同時期に開発した Condon（1993）は Maternal Antenatal Attachment Scale（MAAS）を発表しました。MAAS は 1 次元構造の PAI とは異なり，2 つの側面に分かれた胎児に対する妊婦の態度に焦点を当て作成されています。2 下位尺度，19 項目から構成される自己記入式尺度です。北村メンタルヘルス研究所では，原著者の Condon の許可を得て，日本語版の作成と信頼性・妥当性の検証を行なっています（Usui, Haruna, Sakanashi, Tanaka, & Kitamura, 2019）。日本語版の調査は約 600 名の妊婦を対象とし，妊娠後期から産後 5 日目，産後 1 カ月の 3 時点の縦断的調査を施行しました。探索的因子分析を実施した結果，2 つの因子が抽出されました。このモデルで確認的因子分析を実施し，良い適合度が確認できています。得られた結果から，「胎児のイメージ（Image of Fetus）」と「胎児への感情（Affect towards Fetus）」という 2 下位尺度を提案しています。オリジナル尺度から 2 因子のどちらともに低い因子負荷量を示した 2 項目を削除し，確認的因子分析を行ない，交差妥当性を確認しました。胎児への感情は妊娠後期の抑うつ症状とは有意の相関を示しましたが，胎児のイメージは抑うつ症状とは相関を示しません。したがって，胎児のイメージという下位尺度は認知面の現象を捉え，胎児への感情という下位尺度は情緒面の現象を捉えていると考えられます。なお，MAAS はイタリア語版も存在します（Busonera, Cataudella, Lampis, Tommasi, & Zavattini, 2016a）。

本来産後のボンディング障害を測定する目的で作成された Mother-to-infant Bonding Questionnaire（MIBQ: Kumar & Hipwell, 1996）を妊娠期間中の胎児ボンディング測定に利用する試みも行なわれています（Ohara et al., 2016）。MIBQ は 9 項目の簡単な形容詞等の述語で児に対する感情を問う形式ですので，時期が産後か妊娠期間中であるかに大きく影響されるものではありません。「愛情の欠如」と「怒りと拒絶」という 2 つの因子構造は妊娠期間中も産後も同様に確認されています（Ohara et al., 2016）。

国内外で，産後のボンディングだけではなく，妊娠期からのボンディングを評価していくことの重要性に注目が集まっているといえます。臨床現場においても，研究においても妊娠期からのボンディングを適切に評価していくことが求められているといえるでしょう。

（2）影　響

では，なぜ産後のボンディングだけでなく，妊娠期からのボンディング，胎児ボンディングが注目されているのでしょうか。まず，重要な点としては，胎児ボンディングが産後のボンディングに関連しているということでしょう。胎児ボンディングと産後のボンディングは強く相関しているといくつかの研究で報告されています（Alhusen, Hayat, & Gross, 2013；Dubber, Reck, Müller, & Gawlik, 2015；Figueiredo & Costa, 2009）。つまり，胎児ボン

ディングを評価，ケアして行くことが，産後のボンディングにつながることを示唆していることになります。

　また産後のボンディングだけではなく，産後の他の要因との関連も報告されています。そのひとつに産後の母親の心理的状態への影響があります。妊娠期間中の胎児へのネガティブな感情が産後の抑うつ状態を予測するといわれています（Weisman et al., 2010）。さらに胎児ボンディングによる影響は母親だけでなく，子どもにも影響を及ぼすとされ，胎児ボンディングが良好であると，未就学時期の子どものコミュニケーション，社会性，粗大・微細運動，問題解決力などの成長発達が良好であるという報告もあります（Alhusen, Hayat, & Gross, 2013；Wilson et al., 2000）。

　胎児ボンディングの不良は胎児に対する苛立ちに関連しているものの，胎児虐待との関連は否定されています（Pollock & Percey, 1999）。しかし，この点に関する研究はさほど多くなく，今後の精査が必要でしょう。

　産後の母子の健康状態をアセスメントし，ケアしていくうえで，胎児ボンディングを評価することは非常に重要な要素であるといえるでしょう。

（3）影響を及ぼす要因

　胎児ボンディングに影響を及ぼす要因に関してもいくつかの研究がされています。たとえば，胎児の超音波検査の際に，胎児画像を見せると，胎児ボンディングが向上します（Campbell, 2006；de Jong-Pleij et al., 2013；Ji et al., 2005；Rustico et al., 2005；Sedgmen, McMahon, Cairns, Benzie, & Woodfield, 2006）。最近の検査では胎児の動いている様子が手に取るように見えますので，こうした体験が妊婦の意識や感情に良い影響を与えるのでしょう。

　妊娠期間中に胎児異常が疑われた妊婦を，以降に血液検査をした群（32名）としなかった群（38名）にわけてみると，前者の胎児ボンディングが有意に不良であるという報告があります（Lawson & Turriff-Jonasson, 2006）。

　さらに，胎児ボンディングに影響を及ぼす要因として，妊娠週数，妊娠に対する不満，望まない妊娠（Ohashi, Sakanashi, Tanaka, & Kitamura, 2016），認知しているストレスレベル，抑うつ症状（Edhborg, Nasreen, & Kabir, 2011；Honjo et al., 2003；Seimyr, Sjögren, Welles-Nyström, & Nissen, 2009；Pollock & Percey, 1999），不安症状（Edhborg, Nasreen, & Kabir, 2011；Hart & McMahon, 2006；Pollock & Percey, 1999），家族からの不良なソーシャルサポート（Alhusen, 2008；Ossa, Bustos, & Fernandez, 2012；Yarcheski, Mahon, Yarcheski, Hanks, & Cannella, 2009），不安定な成人アタッチメント（Pollock & Percey, 1999），配偶者からの暴力（Zeitlin, Dhanjal, & Colmsee, 1999），などが報告されています。

　これまでの生活史のなかで，以前に新生児死亡で児を失った女性が，その後妊娠した際に，解消されていない喪の作業（mourning work）があると，胎児ボンディングが悪くな

るという指摘もあり，こうした心理的探索も重要でしょう（O'Leary, 2004）。

　しかし，これら胎児ボンディングに影響を及ぼす要因についての研究は，ある1時点で調査をする横断調査や因果関係までは明らかにすることができない解析方法で結論づけられたものが多く，関連要因として考慮することは重要ですが，胎児ボンディングを予測する要因として明らかにできるものではありません。たとえば，1時点での調査を行ない，不安の強さと胎児ボンディングの不良との間に有意の相関がある場合，考えられる関係は，①妊娠期間中の不安が強いことが原因で胎児へのボンディングが不良になった，②胎児へのボンディングが不良なことが原因で不安感が増大した，③両者には因果関係はなく，第3の要因（たとえば今回の妊娠を望んでいなかったこと）が原因で不安も惹起され，胎児ボンディングも悪くなった，の3通りあります。また，抑うつと不安の間には通常，中程度以上の相関があるので，いずれかが交絡要因として働いた結果，見かけ上の相関関係が現われているのかもしれません。

　こうしたことを勘案して，胎児ボンディングの原因を究明するにはさらなる研究が必要です。そのためには，少なくとも2時点での評価を行なうことが必要です。最近行なわれたそうした研究では（Ohara et al., 2017），妊娠前期でも妊娠後期でもボンディング障害と抑うつの間に有意の相関が認められ，さらに共分散構造分析の非逐次モデルを利用すると，因果の方向はボンディング障害から抑うつに向かい，その逆ではないことが示されました。つまり，気持ちが落ちこむから胎内のわが子への感情が陰性になるのではなく，胎内のわが子への感情が陰性であるがゆえに気持ちが落ち込むのです。

2　望まない妊娠と妊娠への態度

　今回の妊娠が望んだものでない場合，胎児ボンディングが悪くなることが指摘されています（Ohashi et al., 2016）。しかし，こうした女性は望んでいなかった妊娠を継続し，出産にまで至っているのです。望んでいなかったのであれば避妊すればよかったはずです。おそらく妊娠出産に対してアンビバレントな感情を持っていたのでしょう。多数例を対象とした0歳児の死亡率を見た研究では，「望まない妊娠だった」ことが，生後1歳までの死亡率に強く関連していました（Bustan & Coker, 1994）。頻回の妊娠中絶を繰り返す女性は，児童期に両親から受けた養育に問題があることが指摘されています（Kitamura, Toda, Shima, & Sugawara, 1998）。望まない妊娠であるにも関わらず妊娠を継続する女性のパーソナリティに関する調査研究は今後の課題でしょう。

3　今後の研究課題

　胎児ボンディングに関する研究は増えてきているものの，これまでの研究の多くは横断

研究であったり，介在・調整変数が十分に考慮されていなかったり，また変数として介在・調整変数が入っていても因果関係までは明らかにできない解析方法を実施していたりといった課題が残っています。どのような要因によって胎児ボンディングが影響を受け，さらに胎児ボンディングが影響を与える要因はどのようなものであるか，関係性を明らかにするために適切な研究デザインと解析方法を取り入れた研究が必要だと思われます。

　妊娠期からのボンディングの重要性は明らかになってきていますが，臨床現場で実際に妊婦や家族に対してケアを実践していくためには，妊娠中のどの時期にどのようなケアを実施して行くのがより効果的であるかを明らかにして行く必要があるといえます。そのためには，縦断調査を実施する場合も妊娠中，産後の2時点調査ではなく，妊娠期間中に数時点調査を実施し，その後産後までの調査を継続するのが望ましいといえるでしょう。さらに妊娠期間中に必要なケアは妊婦だけではありません。妊婦のみならず，妊娠中のパートナーや家族を含めたケアが重要となってきます。妊娠中の母親の胎児ボンディングだけでなく，パートナーの胎児ボンディングにも注目し，さらなる知見，実践への示唆を得て行くことが重要でしょう。

第3章

周産期ボンディング障害の症状構造

松長　麻美

1　精神疾患の症状構造

　ある人が特定の疾患に罹患しているかどうかを検討するさい，一般的にはその疾患に認められる症状や徴候の有無を基にその存在を判断します。身体科において「症状」とは主観的な内的現象であり，「徴候」は観察者が観察し，診察可能な外的現象とされています。ですが，抑うつ気分，幻覚，妄想などの心理現象を扱う精神医学においては，クライエントが主観的に体験する内的現象と，観察者が観察できる外的現象のどちらをも「症状」と呼びます。たとえば，抑うつ気分は主観的な体験であり本来症状と考えられるものですが，これをクライエントが訴えないことはよくあります。その一方で，医療従事者の観察により，その表情や言動などから抑うつ気分が存在することを理解するということがあります。このような精神科の特徴から，心的現象の記載において症状と徴候は厳密に区別されず，双方を症状と呼んでいます（北村，2013c）。

　精神疾患の場合，ある特定の症状が単体で現れることは少なく，同時に生じる複数の症状が存在することがほとんどです。複数の症状がほぼ同時点で生じ，また同じ時期に消退していく場合に，その背景には共通した要因があると考えるのが自然です。身体疾患を例に挙げると，のどの痛み，痰，鼻水がほぼ同時期に生じ，また消退していった場合，その背景には上気道の炎症があったと考えることができます。これと同様に，ある人がある時点から表情が乏しくなり，涙もろくなり，食欲が減退し，不眠を呈し，気分の落ち込みを訴えたとします。精神科スタッフは，こうした症状の背景に「抑うつ状態」を想定します。こうした一連の症状群は「症候群（syndrome）」と呼ばれ，症候群の背景には，何らかの共通した要因，上記の例でいえば上気道の炎症や抑うつ状態など，があると考えます。つまり，精神症状として顕在化しているものは潜在的な要因が表面に現れたものであり，風邪症候群の本質がウイルス感染による上気道の炎症で，それによってのどの痛み，咳，痰，鼻水などが症状として現れるのと同様に，精神症状の背景にある要因こそがその症候群やそれからなる疾患の「ことの本質」だということです。そして，その「ことの本質」が何であり，その結果どのような症状を呈しているかということを示すのが，精神疾患の症状構造といえるでしょう。この「ことの本質」を探る方法の一つに，因子分析があります。

因子分析とは，さまざまな事象の背景にある共通因子を統計的に探索する方法をいいます。精神科診断学においては，これを疾患に適用し，自覚的または他覚的に把握できる症状（事象）から，その背景にある「ことの本質」を推定するのです（北村，2013a）。

2　ボンディング障害の症状構造

　では，ボンディング障害の「ことの本質」は何なのでしょうか。Brockington, Aucamp, & Fraser（2006）は「ボンディング」という言葉について，それは本質的な症状を意味する言葉ではなく，本質的には児への母親の感情的な反応である，と説明しています。つまり，児への母親の感情的な反応の結果として赤ちゃんへのボンディングに問題が生じている状態がボンディング障害という現象だと考えられるのです。ではどのような感情的反応が，ボンディング障害のことの本質なのでしょうか。

　まず，ボンディング障害について具体的にイメージできるよう，ここで事例を見てみましょう。

　A様，30代の初産婦。今回が初の妊娠出産で，経過は順調でした。夫と長男との3人暮らしで，自身と夫の両親は遠方に住んでいます。産後1カ月間の里帰り後，自宅に戻ったところで保健師による新生児訪問があり，そこで次のように語り始めました。

　　妊娠しているときから，母親になるっていう実感がなくて……でも，生まれたら変わるんじゃないかって思ってたんです。だけど，生まれてみたらこんなに小さくて，泣いてばかりいて……どうしたらいいかわからなくなってしまって。かわいいなんて思えないし，むしろ実家から帰ってきて，こうして日中二人きりでいると，どうしたらいいかわからなくて怖くなってしまうんです。夫や母が一緒にいるときはそうでもないのに，私と二人だけになると途端に泣いてぐずったりするような気もするし……まるで私のことを困らせてるんじゃないかって思えてきて，赤ちゃんにイライラしてしまったりもして……この間，腹が立って，泣いていたのに無視してしまいました。
　　でも，世の中のお母さんってみんな，自分の子どもをとってもかわいがってるじゃないですか。みんなニコニコ赤ちゃんに話しかけて，あやして，幸せそう。きっと赤ちゃんもそういうお母さんに育てられたら幸せでしょうね。それに，夫も，私や夫の両親も，病院の助産師さんも，みんなこの子のことを「かわいい，かわいい」って。だけど，私は自分の子どもなのに全然かわいいと思えなくて，一緒にいるのはつらいだけで。こんな毎日がいつまで続くんだろうってもう考えてしまって……こんなことなら妊娠しなければよかった。それに，こんな私に育てられるこの子もかわいそうです。いっそのこと，誰かかわいがってくれる人に託したほうが幸せになれるんじゃないかって……夫や両親は嫌がるかもしれませんね。それだったら，私が離婚して家を

出て行って，夫や両親に育ててもらったらいいと思うんです。

「赤ちゃんがかわいくない」「赤ちゃんと一緒にいるのが怖い」「赤ちゃんに対してイライラしてしまう」「だれかに子育てを託したい」。これらはすべてボンディング障害を抱えた母親によく見られる訴えです。いずれも赤ちゃんに対する否定的な感情ですが，これは「うつ状態」のような一つの要因から生じているものなのでしょうか。それとも，複数の要因からなる症状が混在しているのでしょうか。

ボンディング障害の症状についてその定義から確認してみましょう。ボンディング障害に関する研究初期のKumar（1997）の研究では，赤ちゃんへの愛着を持てない母親のナラティブから，ボンディング障害の特徴として以下の2つを挙げています。

- （赤ちゃんに対する）疎遠な感覚，冷淡さ，無関心，愛情の欠如
- 怒り，憎悪，敵意，赤ちゃんを傷つけたい，縁を切りたい，「消えてほしい」気持ちと，さらに突然死，窒息，殴ることへの希望

また，Brockington et al.（2001）によってなされた初期の診断基準は次の通りです。

<u>母親の情緒的反応の遅れ，または喪失（AからDが必須）</u>
A：自身の赤ちゃんについての自分の感情について落胆を表明する（例：何の感情もない），または，赤ちゃんと疎遠であると感じたり，距離があると感じたりする（例：この子は私の子ではないと感じる，または，だれかのために「子守り」をしていると感じる）
B：拒否あるいは病的な怒りの定義は満たさない
C：この障害が産褥期早期に明らかであった可能性があるか，うつ状態の後に生じている可能性があり，少なくとも1週間持続している
D：これらの感情は苦痛であり，家族や専門家スタッフからの援助の要請につながっている

<u>新生児への病的な怒り（Aと，BまたはCが必須）</u>
A：下記に示す形態のどれかで子への怒りを経験している
B：もし下記の中程度の形態で経験されていれば，反復的であること——少なくとも2回は生じている
　＊怒りは内心で経験されているが，コントロール困難
　＊子を傷つけたり，殺害する衝動がある（強迫的な形式におけるものではない）
　＊言語的なレベルでのコントロールの喪失—子に対して怒鳴る，絶叫する，罵る
C：下記のうち1つまたはそれ以上の子への暴力がある

＊子を乱暴に扱う（例：コットに投げ込む，手足を引っ張る）
　　　＊子を揺さぶる
　　　＊子の鼻や口をふさぐ
　　　＊子をたたく，殴る，咬む，やけどさせる，投げる
　　　＊子を殺そうとする意図的な試み
新生児に対する拒否（AからDが必須）
　　A：子への強い否定的な感情を表明する──嫌悪，憎悪，子が誕生したことへの後悔
　　B：下記の2つ以上の存在
　　　＊愛情のこもった行動の欠如──キスをする，抱きしめる，優しく語り掛ける，赤ちゃん言葉で話しかける，歌う，一緒に遊ぶ
　　　＊新生児から離れると気分がよくなる
　　　＊母性にとらわれているように感じていることを表明する
　　　＊新生児の世話をだれかに移譲できたらという希望を表明する
　　　＊新生児の世話を永久的にだれかに移譲したいという意志を表明する（例：養子縁組）
　　　＊新生児が盗まれることへの意識的な希望
　　　＊新生児の死についての意識的な希望
　　　＊少なくとも一回以上，新生児の世話から逃避したことがある
　　C：これらの感情は最低1週間継続している
　　D：これらは苦痛であり，家族や専門家スタッフからの援助の要請につながっている

　なお，後にこの診断基準のうちの，「病的な怒り（pathological anger）」は軽度，中等度，重度に細分化され，また「新生児に対する拒否」は「拒否の恐れ（threatened rejection）と「定着した拒否（established rejection）」に細分化されています（Brockington, Aucamp, et al., 2006；Brockington, Fraser, & Wilson, 2006）。

　Kumarらの研究グループとBrockingtonらの研究グループは，これらの知見を基にそれぞれMother-to-infant Bonding Questionnaire（MIBQ: Kumar, 1997）という尺度と，Postpartum Bonding Questionnaire（PBQ：Brockington et al., 2001；Brockington, Fraser, et al., 2006）という尺度を作成しました。MIBQは赤ちゃんへの愛情（loving），怒り（resentful），中立または無感情（neutral or felt nothing），独占欲（possessive），楽しみ（joyful），嫌悪（dislike），保護（protective），失望（disappointed），および攻撃性（aggressive）という9項目についてその程度を尋ねるものでした。Kumarの開発したMIBQはその後，Taylor, Atkins, Kumar, Adams, and Glover（2005）およびMarksによってそれぞれ改良さ

れ，どちらにも Mother-to-infant Bonding Scale（MIBS）という名前がつけられています。Taylor らの版（Taylor, et al., 2005, 以下，テイラー版）は Kumar の MIBS から，児への独占欲についての項目を省いた 8 項目で構成されています。Marks 版（以下，マークス版）は，MIBQ のうち 3 項目の表現に修正を加え，さらに「おろおろしてどうしたらいいかわからない（scared or panicky）」という項目を加えた 10 項目となっています。これは日本語に翻訳され（Yoshida, Yamashita, Conroy, Marks, & Kumar, 2012），日本においては「赤ちゃんへの気持ち質問票」（MIBS-J）という名前で新生児訪問などの場面で産後の母親のメンタルヘルスのアセスメントに広く使われています。次に，Brockington らが開発した PBQ があります。これは，Brockington らが当時勤務していたバーミンガム大学病院の母子ユニット（mother-baby unit）に入院している母親の臨床像から前述のボンディング障害の診断基準を操作的に作成し，その項目を満たすように作成された尺度です。

　因子分析による症状構造の同定には，症状の有無，程度の数量化が必要です。それには，適当な尺度を用いることがもっとも確実かつ簡便でしょう。ところで，心理尺度である特定の概念を測定することを想定する場合，複数の項目を用意することがほとんどです。しかし，測定対象の概念が単一の要素で構成されているとは限りません。たとえば，精神疾患を有する者のスティグマに関する経験を測定する尺度である King Stigma Scale（King et al., 2007）は因子分析の結果，差別，開示，（スティグマの）肯定的な側面の 3 因子からなることが明らかにされています。ある因子と，それに規定される項目群を下位尺度といいます。そして，尺度がどのような下位尺度，すなわちどのような因子から構成されているかということを因子構造と呼びます。前項の因子分析と症状構造の関係の説明に戻ると，尺度がある特定の病的状態を測定するものであり，その項目が症状で構成されている場合，各因子がその状態の構成要素，すなわち「ことの本質」であり，その因子からなる下位尺度を構成する項目がその「ことの本質」から生ずる観察可能な症状であると考えられ，因子構造がその症状構造を表しているものとなります。したがって，ここからはそれぞれのボンディング障害尺度の因子構造を見て行くことで，ボンディング障害の症状構造を検討して行くこととします。なお，下位尺度の検討に主成分分析（principal component analysis）を用いているものも存在しますが，主成分分析は複数の項目を一つの潜在構造にまとめる手法であり，潜在構造の表現型が尺度の各項目であると考える因子分析とは潜在構造と各項目との関係性が逆転しています。したがって，症状を規定する「ことの本質」を探る，という目的には合致しないため，ここでは扱わないこととします。

　まず，Kumar らのグループによる MIBQ と，それから派生したテイラー版 MIBS，マークス版 MIBS について見てみましょう。MIBQ については日本人を対象として Ohara et al.（2016）が因子構造を検討した結果，「愛情の欠如」（Lack of Affection）と「怒りと拒否」（Anger and Rejection）の 2 つの因子が抽出されました。また，マークス版 MIBS についても日本人を対象とした調査でこれと同様の 2 因子が確認されています（Kitamura et al., 2015；Yoshida et al., 2012)。テイラー版のMIBSについては，現在のところ因子分析の結果は報告されていません。

　BrockingtonらのグループによるPBQは，原版である英語版のほか，スペイン語版（Garcia-Esteve et al., 2016），中国語版（Siu et al., 2010），ドイツ語版（Reck, et al., 2006），オランダ語版（Van Bussel, Spitz, & Demyttenaere, 2010），日本語版（Kaneko & Honjo, 2014）が作成されています（2017年8月現在）が，因子構造を検討しているのはいずれも日本語版についての3つの研究にとどまっており，Kaneko and Honjo (2014)，Suetsugu, Honjo, Ikeda, and Kamibeppu (2015)，Ohashi, Kitamura, Sakanashi, and Tanaka (2016) によってその結果が報告されています。Kaneko and Honjoの結果では，原版の25項目から9項目を減らした16項目，1因子構造が提案されている一方，Suetsugu et al. (2015) の結果では11項目を減らした14項目で「阻害された絆（Impaired Bonding）」，「拒絶と怒り（Rejection and Anger）」，「育児不安（Anxiety about Care）」，「愛情の欠如（Lack of Affection）」の4因子構造が，Ohashi et al.の結果では，25項目で「怒りと拘束感（Anger and Restrictedness）」，「愛情の欠如（Lack of Affection）」，「拒否と恐れ（Rejection and Fear）」の3因子構造が提案されており，日本人を対象とした研究の中でも結果は一致していません。

　MIBQやそれに続くMIBS，またPBQの因子構造の結果は一致していませんが，多くの尺度で「愛情の欠如」および「拒否（拒絶）」と「怒り」，の因子が確認されていることからは，ボンディング障害における児への感情的な反応には，少なくともこれらが含まれていると考えることができるでしょう。ここで先ほどのA様の事例を見てみると，「赤ちゃんがかわいくない」というのは赤ちゃんへの愛情の欠如，「だれかに子育てを託したい」というのは拒否，「赤ちゃんに対してイライラしてしまう」は怒り，「赤ちゃんと一緒にいるのが怖い」は拒否，あるいはSuetsugu et al. (2015) が提示した育児不安からくる症状と考えられます。

（1）疾患単位としてのボンディング障害

　ところで，「赤ちゃんがかわいくない」「赤ちゃんと一緒にいるのが怖い」「赤ちゃんに対してイライラしてしまう」といった，これらのボンディング障害の母親がよく抱えている感情は，程度の差はあるものの，少なくない数の母親が一度は感じたことのある感情ではないでしょうか。裏返せば，これらの感情を一度も感じたことのない母親はそれほど多くないはずです。実際に，一般の母親を対象にしたボンディング障害尺度の得点分布をみても，0点，すなわち全くこれらの感情を抱いたことがないと答えた母親は全体の4～6割程度です（Bienfait et al., 2011；Taylor et al., 2005；Wittkowski, Wieck, & Mann, 2007）。では，ボンディング障害は程度の問題なのでしょうか？

　ある現象の分布が一峰性の連続量を示す場合，それは質的に同じ集団の分布であると考

第3章　周産期ボンディング障害の症状構造

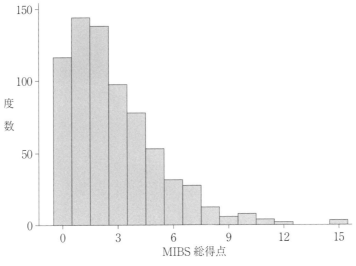

図3-1　産後1カ月のMIBS総得点分布

えられます。一方，分布に他と区別できる複数の峰がある場合，それは質的に異なる複数の母集団からなる分布であると考えることができます（北村，2017）。ここで観測している現象が症状であれば，観測対象の集団が生理的な範疇の集団と，病理的な範疇の集団に分かれると考えることができるでしょう。こうした分布を示す場合，その現象は「範疇的」であると言います。一方，こうした明らかに分布の異なる複数の群が認められない場合，それは生理的な現象であり，どこからを「障害」（disorder）と考えるかは程度の問題として便宜的に決められるのが一般的です。このような分布を示す場合，その現象は「次元的」であると言います。分布が二峰性であることがはっきりと判別できれば範疇的な現象であると判断できますが，それぞれの峰のピークがとても接近している場合，見かけ上，一峰性の分布をとっているように見えます。こうした場合に特定の現象が範疇的であるか，次元的であるかを数学的に判別する方法の一つに，クラスター分析（cluster analysis）があります（Lubke & Miller, 2015）。この方法は，対象となる集団の個々のケースを「似た者同士」の集団に統計的にまとめる手法です。すなわち，質的に均一な集団であれば，クラスター分析の結果は1つの群として提示され，一峰性の分布をとるはずです。もし質的に異なるいくつかの集団からなるのであれば，複数の群が抽出されることになり，複数の峰からなる分布をとります。

　詳しい数学的な説明は成書を参照いただくとして，この考え方を新生児へのボンディングに適用したところ，異なる2つの群に分かれることが示されました（Matsunaga, Takauma, Tada, & Kitamura, 2017）。横軸に産後1カ月でのマークス版MIBSの総得点を，縦軸にその得点範囲にある人の度数をとったヒストグラムを見ると，全体での結果は一峰性の分布に見えます（図3-1）。しかし，クラスター分析の結果で割りつけられた群ごとの

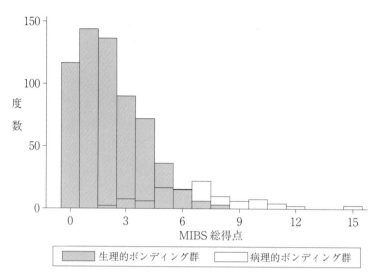

図3-2 生理的ボンディング群，病理的ボンディング群の産後1カ月のMIBS総得点分布

分布をみると，0点～8点までに分布する群と，2点～15点に分布する群の2つの山から構成されていたことがわかります（図3-2）。このうち，MIBS総得点が2点～15点に分布する群は，もう一群よりも産後うつ病の測定尺度であるエジンバラ産後うつ病尺度（EPDS：Cox, Chapman, Murray, & Jones, 1996；Cox, Holden, & Sagovsky, 1987；岡野ら，1996）の平均得点および新生児への虐待を測定するParent-Child Conflict Tactics Scale（Straus, Hamby, Finkelhor, Moore, & Runyan, 1998）の心理的虐待平均得点が有意に高値でした。これまでの研究において，産後うつ（Dubber, Reck, Muller, & Gawlik, 2015；Edhborg, Matthiesen, Lundh, & Widstrom, 2005；Muzik et al., 2013；O'Higgins, Roberts, Glover, & Taylor, 2013；Ohoka et al., 2014；Orun, Yalcin, & Mutlu, 2013；Sockol, Battle, Howard, & Davis, 2014；Wittkowski et al., 2007），新生児への心理的虐待（Ohashi, et al., 2016）のいずれもボンディング障害との関連が指摘されています。したがってこの結果からは，新生児へのボンディングについて質的に異なる2つの集団があり，一方は生理的範疇のボンディング，もう一方は病理的範疇のボンディングを示す群であることが示唆されます。

臨床的には，病理的ボンディングとそうでないボンディングを区別することは重要です。それによって，支援が必要な群を同定することができるからです。それだけではありません。正常ボンディング群と比較した場合の病理的ボンディング群の特徴を明らかにすることによって，ボンディング障害の原因や対処法を見出すことにつながります。

（2）転　帰

母親の中には，病理的なボンディングを示す群が存在することがわかりました。では，病理的なボンディングはその後どのような経過をたどるのでしょうか。一般的に，ボン

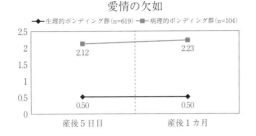
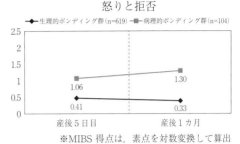

※MIBS 得点は，素点を対数変換して算出

図 3-3 MIBS 各下位尺度の得点変化：生理的ボンディング群と病理的ボンディング群の比較

ディング障害得点は時間経過とともに下がっていくとされてきました（Brockington et al., 2001；Muzik et al., 2013；Taylor, et al., 2005；van Bussel et al., 2010；Yoshida et al., 2012）。この結果からは，ボンディング障害は時間の経過とともに改善が見込まれること，さらには改善するまでの期間，安全な環境が用意できればよい，という考え方を導くこともできます。しかしながらこれらの研究の多くは，研究対象をひとつの集団として分析していました。したがって，分析対象の中には正常なボンディングを示す母親と病理的なボンディングを示す母親が混在しています。またその大多数は正常なボンディングを示す母親ですから，全体的な傾向は正常なボンディングを示す母親の傾向に大きく影響されることが考えられます。そこで，先ほどクラスター分析で分けた正常ボンディング群と病理的ボンディング群それぞれの産後 5 日目から産後 1 カ月目までの MIBS 得点の変化を検討してみると，いずれの時点においても「愛情の欠如」「怒りと拒否」は病理的ボンディング群のほうが正常ボンディング群よりも高かったのですが，「愛情の欠如」についてはどちらの群も時間的な変化は統計的には認められず，一方で「怒りと拒否」については正常ボンディング群では得点が統計的に有意に低下し，病理的ボンディング群では得点が有意に上昇していました（松長，高馬，多田，北村，2016）（図 3-3）。このことからは，少なくとも「怒りと拒否」を示す病理的ボンディングを示す母親については，ただ正常なボンディングが生じるまで「見守る」のではなく，何かしらの積極的な介入が必要である可能性が示唆されます。

3　症状学の今後に向けて

先ほど紹介したように，ボンディング障害の研究は，まずその観察から定義を操作的に決めることから始まりました。そして，それに基づき尺度が作成され，研究が積み重ねられてきました。研究の発展の一方で，ボンディング障害の定義や診断基準そのものについての再検討も必要でしょう。そもそも，Kumar らの研究チームと Brockington らの研究チームが初期のボンディング障害の研究に着手し，それぞれの尺度を作成した際に臨床における観察対象にしていたのは，Kumar らのチームが当時勤務していた病院のキャッチ

メントエリアであるロンドンの一部地域に居住する産後女性であった一方，Brockingtonらのチームはバーミンガム周辺のより広い地域から彼の勤務先であるバーミンガム大学の母子ユニット mother-baby unit に紹介されてきた母親たちでした。したがって，Brockington らのグループの方が Kumar らのグループよりも精神症状として重症の女性たちを多く診察する傾向にあり，それゆえ両者で「ボンディング障害」としてそれぞれ規定していったものは等質でない可能性が考えられます。すなわち，それぞれ「ボンディング障害」を測定していながらも，その観察していた事象は微妙に異なっていたかもしれません。また，これまでの定義がボンディング障害という現象を完全に説明しているという保証もありません。他の精神疾患の診断基準と同様に，定義は新たな知見を反映し，見直されていくべきでしょう。

　なお，Kumar の定義では「愛情の欠如」と「怒り」や「拒否」を並列に置いているのに対し，Brockington はボンディング障害の本質として，児への「怒り」と「拒否」を想定していたようです（Brockington et al., 2001）。Brockington らによる定義は児への「怒り」と「拒否」により重きを置いており，「愛情の欠如」はこれらの構成要素としての位置づけでした。しかしながら，MIBQ，マークス版 MIBS，PBQ の因子分析では「怒りと拒否」の他に「愛情の欠如」という因子も見いだされました。さらに，「怒り」と「拒否」については MIBQ および MIBS では同じ因子に含まれていますが，PBQ では研究によって同じ因子にまとめられたり，異なる因子に整理されたりとばらつきがあります。因子分析は各項目を「似たもの同士」で集めていく方法です。したがって，その結果はあらかじめどのような項目が用意されているかに影響されますので，MIBQ, MIBS と PBQ での違いはこのことに起因するものかもしれません。特に，ボンディング障害の本質を児への「怒り」と「拒否」と考えて Brockington が PBQ を作成したことが影響した結果，PBQ ではこれらが異なる因子に整理された可能性が考えられます。一方，Kumar は母親の児への愛着に関するナラティブから MIBQ を作成しました。したがって，より内面的な事象である「愛情の欠如」にも比重が置かれた尺度構成になったために，このような因子構造となったということも考えられます。加えて，Brockington の研究対象にはより重症のボンディング障害の母親が多く含まれると考えられる一方で，MIBQ, MIBS, そして日本における PBQ の因子構造に関する研究の対象はより軽症と考えられる集団や，正常な母親が中心的であったりしたということも因子構造の違いに関連しているかもしれません。さらに，Brockington らと Kumar らが当初観察の対象としていた集団の違い，またそれぞれの尺度研究での対象の違いを考えると，この症状構造の違いは生理的な範囲のボンディングと病理的なボンディングの違いを反映している可能性も考えられます。

　MIBS, PBQ を用いたいずれの研究においても，「愛情の欠如」だけが高い母親と，それに加えて「拒否」や「怒り」が高い母親という群がいることが示されています（大橋，2017；山下，吉田，2017）。加えて，「拒否」や「怒り」は分娩直後ではなく，しばらくし

てから顕在化してくることが報告されています（Ohashi, Kitamura, et al., 2016）。こうしてみると，ボンディング障害のベースにはまず愛情の欠如があり，さらにそこに児への怒りや拒否の感情が加わるとより重症なボンディング障害となる，という仮説も考えられます。実際，児へのネガティブな感情から児の拒否，児への怒りへと進展する段階的なモデルをKumar，Brockingtonともに想定しています（Brockington, 2016；Kumar, 1997）。一方で，出産直後（あるいは妊娠中）から怒りや拒否が内在的に存在していても，入院期間中には顕在化せず，退院後に自宅へ戻ってからの環境の変化に伴い顕在化しやすくなるのではないかという指摘（Ohashi, Kitamura, et al., 2016）を踏まえると，愛情の欠如と怒りおよび拒否には階層性はなく，観察時点の問題でそのように見えるだけであって，本来的には並列のものなのかもしれません。

　いずれにせよ，病理的なボンディングを示す母親の中でも症状プロフィールによるサブタイプの存在を検討し，それがどのように規定されるかを明らかにすることでボンディング障害に含まれるこの二つの概念の関係性は明らかになるのではないでしょうか。また，サブタイプを示しその特徴を明らかにすることは，より効果的な支援方法の開発につながると考えられます。これまでのボンディング障害への介入についての検討は，個々の症状プロフィールについては考慮していません。一方で，児への怒りは睡眠が妨げられることや，よく泣いてなかなか泣き止まない子であることから生ずるのではないかという仮説も提案される（Brockington, 2016；Brockington, Fraser, et al., 2006）など，愛情の欠如，怒り，拒否にはそれぞれ別個の要因が関係している可能性が考えられます。ボンディング障害を抱える母親をひとまとめにして考えるのではなく，サブタイプの同定と，各症状構造に関連する要因の探索をすすめることで，ボンディング障害への支援が開けて行く可能性が考えられます。

　加えて，ボンディングに問題を示す母親の中には児への愛着が遅れて出てくる母親が存在することが指摘されています（Brockington, et al., 2001；Brockington, Fraser, et al., 2006；Kumar & Hipwell, 1996；Kumar, 1997）。これもボンディング障害の一形態と考えられますが，Brockingtonらはこれを軽度の障害であると位置づけています。これが単なる遅れであって経時的に見れば改善していくものならば，児の適切な養育環境の確保や母児関係の構築への支援は必要であれ，ボンディング障害「そのもの」への介入は必要ないかもしれません。一方で，先ほど提示した病理的ボンディング群の経過を踏まえると（この病理的ボンディング群に愛着が遅れて出てくる母親が含まれている可能性もありますが），病理的ボンディング群にはいつまでたっても児への愛情が生まれないばかりか，より怒りや拒否の感情が強まっていく一群が存在することが示唆されます。このような母親の場合には「見守り」や「安全な環境の確保」だけでは十分とはいえません。より積極的な治療的介入が必要でしょう。この「愛着が遅れて出てくる」母親と，そうでない病理的ボンディングの母親が質的に異なるのか，それとも連続線上にあるのかを今後検討することは臨床上重要と

考えられます。

　ところで,「赤ちゃんがかわいい」「赤ちゃんをいとおしいと思う」というのはボンディングの一つの要素ですが,「かわいい」の程度についてはどの程度でしょうか？　今まで子どもはあまり好きではなかったのに,我が子はとてもかわいい,そういった人もいます。一方で,我が子でなくても子どもが好きで,子どもはみんな「かわいい」と感じる人もいます。また,犬や猫など,自分の好きな動物を「かわいい」と感じる人も多いでしょう。ところで,ボンディングについて問われている際の「かわいい」「いとおしい」はそういった不特定多数の子どもや動物に向けられる「かわいい」という感情や,それらに向けられる愛情と同等のものなのでしょうか。ボンディング障害が問題になる背景には,その養育行動への影響があります。児のさまざまな要求に応え,養育のためのさまざまな行動,すなわち授乳,排泄ケア,保清,遊び,コミュニケーション……などを継続的に,24時間365日ほぼ休みなく行うというのが育児の現実ではありますが,これは容易なことではありません。自分の子どもが「『特別に』かわいい」「他には代えられない」という感情なしには行えないでしょう。このように考えると,ボンディングにおける児への愛情というのは,一般的な「かわいい」「いとおしい」ではない,「『特別に』かわいい」「『特別に』いとおしい」という感情であると考えられます。しかしながら,現行のボンディング尺度にはこのレベルの児への感情を適切に把握する項目が十分に含まれてはいません。ただ「かわいい」だけではない,児への特別な愛着を適切に拾い上げることで,ボンディング障害という現象のより適切な説明・理解に近づくことが期待されます。ここでは「かわいい」という感情の例を挙げましたが,このように,臨床での観察を反映してボンディング障害の定義・診断基準,観察項目を吟味し,ボンディング障害という現象を明確にしていく努力も引き続き求められるでしょう。

　ここまで述べたように,ボンディング障害の症状とその構造については,ボンディング障害の定義,症状構造,病理的ボンディングのサブタイプの有無など,未解決の課題が山積しているのが現状です。これまでのボンディング障害についての研究は,その概念形成や測定尺度の開発,関連因子の探索についてのものが中心でした。今後,これらの研究の発展に加えて,ボンディング障害の症状構造や病理的ボンディング群についてのより詳細な知見が蓄積されていくことが望まれます。

第4章

周産期ボンディング障害の発生要因

北村　俊則

1　精神障害とボンディング障害

（1）産後の抑うつ状態

　産後の一時点において，抑うつ状態の重症度がボンディング障害の程度とかなり相関しているという報告は多く存在します（Dubber, Reck, Müller, & Gawlik, 2014；Edhborg, Hogg, Nasreen, & Kabir, 2013；Edhborg, Matthiesen, Lundh, & Widström, 2005；Figueiredo, Costa, Pacheco, & Pais, 2009；Kinsey, Baptiste-Roberts, Zhu, & Kjerulf, 2014；Moehler, Brunner, Wiebel, Reck, & Resch, 2006；Muzik et al., 2013；Nonnenmacher, Noe, Ehrenthal, & Reck, 2016；O'Higgins, Roberts, Glover, & Taylor, 2013；Ohoka et al., 2014；Sockol, Battle, Howard, & Davis, 2014；Wittkowski, Wiek, & Mann, 2007；Song et al., 2017；Sugishita, Kamibeppu, & Matsuo, 2016）。しかし，同一時点で抑うつ状態とボンディング障害に相関が認められたとしても，因果関係を推測することはできません。継時的追跡研究を行うことで，両者の間にいずれかの方向の因果が存在するのか，あるいは第三の変数による交絡を想定すべきかが明らかになるでしょう。気分が落ち込むので，赤ちゃんに対する感情も悪化するというのは考えられる仮説です。一方，ボンディングがわるいことが原因で気分が落ち込むことも考えられます。この点については第5章で詳しく述べます。

（2）その他の精神障害

　うつ病以外の精神障害についても，ボンディングとその障害が研究されています。産褥精神病は出現頻度は低い疾患ですが，発症時の症状はかなり目立つものです。Hornstein et al.（2006）は，18名の産後うつ病の女性と17名の産褥精神病の女性をPostnatal Bonding Questionnaire（PBQ）を用いて評価しました。PBQの下位尺度はオリジナル研究にしたがってImpaired Bonding, Rejection and Anger, Anxiety about Care, Risk of Abuseの4つを用いています。最初の2つの下位尺度において，得点は産後うつ病に高いものでした。つまり産褥精神病ではボンディング障害はさほど強いものではないのです。臨床場面でも，重篤の産褥精神病の患者が，（幻覚，妄想，緊張病性興奮など，明らかな陽性症状が前景に出ていても）赤ちゃんを抱くとき（だけ）に見せる微笑は特徴的なものです。

Anxiety about Care, Risk of Abuse は産後うつ病においても，そもそも得点が低く出るものなので，両群間に有意の差が出なかったのでしょう。また，産後うつ病（13名）でも産褥精神病（12名）でも，PBQ下位尺度得点は入院時に比べて退院時には有意に減少していました（Noorlander, Bergink, & van den Berg, 2008）。産後うつ病や産褥精神病によってボンディングが悪かったものが，疾患の回復とともに良くなったのか，あるいは産後のボンディングは時間経過とともによくなる（PBQ得点が低下する）ことから，この所見も自然経過の現れであるのかについては，健常対照群を見ていないためわかりません。

産後の不安障害でもPBQ得点が高いことが報告されています（Edhborg, Nasreen, & Kabir, 2011；Seng et al., 2013）が，いったん抑うつ得点で統制すると不安障害とPBQの関係は有意でなくなるともいわれています（Tietz, Zietlow, & Reck, 2014）。抑うつと不安の間に強い共分散があることは自明のことです。ですから，「抑うつ→ボンディング障害」と「抑うつ→不安」の二つの結果，（本来無関係の）不安とボンディング障害の間に，見かけの相関が現れたのでしょう。抑うつでまず統制する解析が妥当かどうかについては十分検討しなければならないと思います。

心的外傷後ストレス障害（posttraumatic stress disorder: PTSD）が分娩を外傷経験として現れることは近年，多く指摘されています（Creedy, Shochet, & Horsfall, 2000；Furuta, Sandall, Cooper, & Bick, 2016；Garthus-Niegel, von Soest, Vollrath, & Eberhard-Gran, 2013；Hofberg & Brockington, 2000；James, 2015；Olde, van der Hart, Kleber, & van Son, 2006；Polachek, Dulitzky, Margolis-Dorfman, & Simchen, 2016；Soet, Brack, & Dilorio, 2003）。分娩関連PTSDとボンディング障害の関連を見た研究もあります（Muzik et al., 2013）。しかし，この研究では，産後うつ病の女性と産後の心的外傷後ストレス障害の女性を合わせた患者群を健常女性と比較しているため，詳細はわかりません。

産後のボンディング障害が妊娠期間中の不安と関連しているという研究でも（Dubber, Reck, Müller, & Gawlik, 2014；Figueiredo & Costa, 2009），重回帰分析で胎児ボンディングと抑うつを入力すると，妊娠期間中の不安の程度は有意の予測変数にはなりませんでした。

産後の睡眠障害，特に睡眠の質の不良が産後のボンディング障害を予測するという研究もありますが，横断面調査であり，因果の推定には慎重でなければなりません（下中，玉城，2017；Tikotzky, 2016；Tikotzky, Chambers, Kent, Gaylor, & Manber, 2012）。

（3）赤ちゃんの特徴

赤ちゃんの様子とボンディングはどうなっているのでしょう。産後3日目（Bienfait et al., 2011）および産後2カ月目（Edhborg, Matthiesen, Lundh, & Widström, 2005）の児の行動上の問題（いわゆる難しい赤ちゃん）が母のボンディング障害と関連しているという報告があります。Bienfait et al.（2011）の研究では母のボンディングをMIBSで測定し，産後3日目の児の行動特徴をMother's Assessment of the Behavior of the Infant（MABI）で評

価し，両者間に有意の相関があると報告しています。MABI は母自身が児を評価していますから，バイアス（いわゆる観察者バイアス observer bias）が影響して可能性は十分あるでしょう。同じように，Edhborg et al.（2005）の研究でも，母親のボンディング（PBQ）と児の行動評価（Infant Behavior Questionnaire: ICQ；Bates, Freeland, & Lounsbury, 1979）は産後2ヶ月の同時期に，母親自身が評価しています。児がむずがり，なだめにくく，簡単に気分をわるくし，抵抗しやすいことがボンディングの障害と関連しているという所見は，大変興味深い所見ですが，バイアスを排除する研究方法上の工夫が必要です。

　赤ちゃんの泣き方（Hairston, Solnik-Meilo, Deviri, & Handelzalts, 2016）や夜泣き（Yalçin, Örün, Mutlu, & Madendağ, 2010；Sinici et al., 2010）とボンディング障害の関連を指摘する報告もあります。

　また産後うつ病治療研究のデータを再解析した Paris, Bolton, & Weinberg（2009）は，産後うつ病で希死念慮のある女性は，そうでない産後うつ病の女性に比べ，児の発するキューに対する感受性が低いと報告しています。こうしたことがボンディング障害にも認められるかは，今後の重要な研究課題でしょう。

　赤ちゃんの育児や気質の問題が原因となり，その親の子に対するボンディングが悪化することも考えられますが，その一方，反対方向の因果関係も検討しなければなりません。ボンディングの不良な親に育てられた子どもは，そうした養育環境が原因で気質に問題を発生するのかもしれません。両者の関連の因果の方向についてはさらに研究が必要です。

　赤ちゃんのかわいらしさは，親にとって特別のものでしょう。児の見た目のかわいらしさがボンディングに影響するという仮説もあります（Hildebrandt & Fitzgerald, 1983）が，十分な検討はされていません。

2　妊娠・出産とボンディング障害

（1）胎児と新生児

　ところでボンディングの障害は赤ちゃんが生まれてから急に発生するのでしょうか。妊娠期間中は胎児に対する感情が存在します。これもボンディングです。このことは第2章で扱いました。

　妊娠期間中からのボンディング（胎児ボンディング）を評価し，産後も同様の尺度を用いて比較した研究では，産後にボンディングが低下すると報告されています（Edhborg, Nasreen, & Kabir, 2011；Figueiredo & Costa, 2009；Müller, 1996；Nakamura et al., 2015；Rossen et al., 2016；Van Bussel, Spitz, & Demyttenaere, 2010）。Ohashi, Sakanashi, Tanaka, and Kitamura（2016）は，253名の妊婦を産後1カ月まで追跡調査し，妊娠期間中の胎児へのボンディングの程度（MAAS で測定）が，産後5日目の新生児へのボンディング（PBQ で測定）を有意に予測することを報告しています。妊娠期間中に胎児について，暖

かい気持ちを持ち，多くの時間を胎児への考えで費やす女性ほど，出産後に新生児に対し良好なボンディングを示すのです。

ある社会心理学的実験では，2種類の赤ちゃんの写真（穏やかな表情と苦しそうな表情）をコンピュータ画面上で妊婦に見せ，苦しそうな表情に対する注目が低い女性ほど，産後のPBQ得点が高いこと示されました（Pearson, Lightman, & Evans, 2011）。これも胎児ボンディングの程度が産後の新生児へのボンディングの程度を予測していることの証左のひとつでしょう。

胎児へのボンディングが良いということは，胎児を「人間」として感じることに連結しているのではないかと思います。そうすると，流産や死産といった周産期の喪失体験に強く影響を受ける女性（と男性）は，あるいはボンディングの良好な人々なのかもしれません。

胎児ボンディングの程度を決める要因は多く存在するでしょう。これらの要因は間接的に新生児ボンディングをも規定すると思います。また，胎児へのボンディングは女性（母親）にのみ見られるものではありません。男性（父親）における胎児ボンディングと産後の新生児へのボンディングの関連性は，これまでほとんど検討されていない課題でした。今後の研究が待たれます。

（2）妊娠への態度

さらに重要なことがらは，その女性が今回の妊娠をどのように受け止めているかでしょう。妊娠と分かって否定的な反応（自身のそして配偶者の否定的態度と今回の妊娠を強く希望していなかったこと）が示された場合，産後のボンディングが不良になります（Kokubu, Okano, & Sugiyama, 2012；Ohashi et al., 2016）。妊娠と分かったさいの否定的な反応が産後のボンディングに与える望ましくない影響は，胎児に対する否定的なボンディングによって介在されます（大橋，北村，坂梨，田中，2014）。したがって，妊娠が診断されてから以降の心理的変化と時間的流れに関する詳細な研究が必要でしょう。

今回の妊娠に否定的な態度を示し，なおかつ妊娠を継続したという心理規制は，ボンディング障害の発生機序を理解するうえでは重要だと思います。従来の研究対象は，妊娠を継続し，出産に至った女性でした。しかし，妊娠がわかり，中絶を選択した女性を含めた比較研究は重要でしょう。中絶を頻回に選択する女性は，児童期の被養育体験に問題があることが知られています（Kitamura, Toda, Shima, & Sugawara, 1998）。さらに，妊娠する以前から持っている，妊娠・出産・育児に対する態度も，今後の重要研究課題になるでしょう（Miyata, Matsukawa, Suzuki, Yokoyama, & Takeda, 2017）。

（3）妊娠期間中の特徴

産後のボンディング障害を予測する変数としては，ほかに未婚（Figueiredo, Costa,

Pacheco, & Pais, 2009），若年（Kinsey, Baptiste-Roberts, Zhu, & Kjerulf, 2014），低学歴（Kinsey, Baptiste-Roberts, Zhu, & Kjerulf, 2014），妊娠期間中のストレス（Rossen et al., 2016）などが報告されています。

さらに、妊娠中に配偶者からの暴力を受けた女性は出産後にボンディング障害が多く出現します（Kita, Haruna, Matsuzaki, & Kamibeppu, 2016）が、配偶者からの暴力はその女性に心的外傷後ストレス障害を引きおこす可能性があり（Waldman-Levi, Finzi-Dottan, & Weintaub, 2015），さらに胎児への不良なボンディングとも相関していました（Zeitlin, Dhanjal, & Colmsee, 1999）。胎児へのボンディングと新生児へのボンディングは強く相関していることから（Alhusen, Hayat, & Gross, 2013; Dubber, Reck, Müller, & Gawlik, 2014; Figueiredo, & Costa, 2009），胎児へのボンディング障害が介在変数として存在しているのでしょう。一方、妊娠期間中の胎児への否定的感情が産後の抑うつ状態を予測するという報告もあります（Weisman et al., 2010）。

こうした予測変数は相互の関連が強いことが想定できます。たとえば、既婚女性に比較すれば未婚女性のほうが若年でしょうし、教育歴も低いことが想定でき、配偶者からの暴力の可能性も高く、当然に妊娠期中のストレスが高いと思われます。つまり多くの交絡要因が想定できるのですから、このなかで何が真の原因であるのかの検討が必要になります。

（4）分娩の様子と産後のボンディング障害

妊娠期間中の変数で産後のボンディング障害を予測する変数としては、帝王切開（Sockol, Battle, Howard, & Davis, 2014; Song et al., 2017）や緊急帝王切開（Edhborg, Matthiesen, Lundh, & Widström, 2005; Zanarodo et al., 2016），児が新生児特定集中治療室（neonatal intensive care unit: NICU）でケアされたこと（Figueiredo, Costa, Pacheco, & Pais, 2009），疼痛（Kinsey, Baptiste-Roberts, Zhu, & Kjerulf, 2014）が指摘されています。

産後のボンディング障害を予測する変数としては、児の性別が女児（Edhborg et al., 2011; Figueiredo, Costa, Pacheco, & Pais, 2009）が報告されています。

ところで、満期産児の親に比較して早産児の親のボンディングはむしろ有意に良好であるとの報告があります（Hall et al., 2014）。早産児の母児関係を調査した研究では、妊娠合併症が多いほど、母からに愛情のある接触、見つめあいが多く、また分娩合併症が多いほど、言語的働きかけが多いことが報告されています（Beckwith & Cohen, 1978）。こうした傾向は産直後に限らず、その後数年は認められます（Korja, Latva, & Lehtonen, 2012）。

3 ボンディング障害の関連指標

（1）成人アタッチメント

親から子へのボンディングは赤ちゃんから親へのアタッチメントとは不即不離の関係に

あります（第1章参照）。赤ちゃんの時に持っているアタッチメントスタイルは内的作業モデルとして心の中に取り込まれ，以降の重要他者との関係の基本的スタイルを作ると仮定されました。やがて，思春期や成人期においても，重要他者（例えば配偶者）との人間関係にはアタッチメントとして確認できるスタイルがあるという証拠が集められてきました（Bartholomew & Horowitz, 1991；Brennan & Shaver, 1993；Brennan & Shaver, 1995；Crawford et al., 2007；Griffin & Bartholomew, 1994；Hazan, & Shaver, 1987；Mickelson, Kessler, & Shaver, 1997；Shaver & Brennan, 1992）。

しかし，親の持つ成人アタッチメントと，その親が赤ちゃんや子どもに抱くボンディングの関係については研究は少なく（Bienfait et al., 2011；Kitamura et al., 2013；Nonnenmacher, Noe, Ehrenthal, & Reck, 2016；Van Bussel, Spitz, & Demyttenaere, 2010），両者の関係について断定的なことはいえない状態です。

（2）パーソナリティ

個人のパーソナリティ特徴のなかでは，その時どきの怒りの感情ではなく，特性として怒りの感情（trait anger）がボンディング障害に影響しているという報告（Kitamura et al., 2013）もありますが，その一方で親の有する特性としての怒りは，彼ら自身が子どものころに父親から受けた養育がケアの低い過干渉なものであることで規定されているという報告（Kitamura, Ohashi, Murakami, & Goto, 2013）もあります。

現代的パーソナリティ調査票を用いて周産期ボンディングの発生要因を調査した研究は非常に少ないのが現状です。妊娠と分かって否定的な反応が不良な産後ボンディングにつながること（Kokubu, Okano, & Sugiyama, 2012；Ohashi, Sakanashi, Tanaka, & Kitamura, 2016）から推察すれば，何らかのパーソナリティ特徴が，周産期ボンディングに関与していると推定することは妥当だと思われます。

（3）ストレス・対処行動・ソーシャルサポート

心理状態の多くの側面が，ストレスによって影響を受け，またストレスに暴露した際に取った対処スタイルに影響されることが知られています。さらに周囲からの支援も，心理的適応にとって重要です。周囲から支援をソーシャルサポートといいます。ソーシャルサポートはその数（援助してくれる人は何人いるか）と質（その支援は十分か）で評価されます。

妊娠期と産後1カ月目に評価を行なった研究では，ソーシャルサポートの量が少なく，さらに質もわるいと妊娠期間中と産後1カ月目に抑うつが強くなることが報告されています。一方，周産期ボンディングは，サポートの数が少ないとわるくなりますが，サポートの質は影響をあたえています（Ohara et al., 2017）。おそらく周産期に育児をする女性にとって必要な支援は，実際的援助をしてくれる手数なのでしょう。それが少ないと，胎児

や新生児に対する態度にわるい影響を与えるのでしょう。

（4）児童期の養育体験

親自身が子ども時代にその両親から受けた養育の質が不良なことが，周産期のメンタルヘルスに影響するという研究は少なくありません。被養育体験の評価方法についていくつかの理論が提示されています。そのうち大変有名なものが，Parker の提案した，ケア（care）と過干渉（overprotection）の2軸で評価する方法です（Parker, Tupling, & Brown 1979）。低いケアと高い過干渉は affectionless control（Parker, 1983）と呼ばれ，多くの心理的不調の基盤的要因であることがわかっています（Parker, 1981；Parker & Barnett, 1988；Parker, Kiloh, & Hayward, 1987）。親が児童期に経験した被養育経験が現在のボンディングの質をわるくしているという報告も最近見られます（Hall et al., 2014；Van Bussel, Spitz, & Demyttenaere, 2010；Williams, Taylor, & Schwannauer, 2016）。また，児童期に暴力に暴露された女性ほど，出産後に育児に満足感を得にくいと報告されています（Waldman-Levi, Finzi-Dottan, & Weintaub, 2015）。ボンディングの世代間伝播は今後の大きな研究課題でしょう。

4　ボンディング障害の成因と今後の研究課題

こうした成因研究の多くは，一時点の横断研究であり，あるいは継時的研究であっても相関研究・重回帰研究であり，交絡要因や複雑な介在の機構を明らかにするものではありません。妊娠前の予測要因，妊娠期間中の要因，分娩に関連する要因，産直後の要因など，多数の予測変数を慎重に取り込んだ研究が大変必要とされています（図4-1）。

ことに，ボンディング障害は周産期のうつ病との併存が多いことが知られています。つまり，ボンディング障害と周産期うつ病と分散を共有するのです（図4-2A）。二つの変数の共分散の部分です。この場合，ある予測変数はボンディング障害とも周産期のうつ病とも相関を示すかもしれません。しかし，いずれかは見かけ上の有意の相関かもしれません。つまり，どちらかが交絡の結果かもしれないのです。ボンディング障害と抑うつの間には共通した部分があります。ここを外した，純粋にボンディング障害の部分が予測変数から有意に予測できるかを確認する必要があります。そのためには（図4-2B），ボンディング障害を従属変数とした重回帰分析を行い，まず同時点の抑うつを独立変数（説明変数）として投入し，ボンディング障害の分散を説明し，残った部分（つまり純粋にボンディング障害の部分）を説明変数として投入して説明するという方法を取らなければなりません。これは重回帰分析における段階投入の手法であり，相関の強い（そして因果の方法がはっきりしていない）二つの変数を同時に扱うときに大変役立つ手法です。

また，因果の連鎖を考える際には，介在変数を設定しなければなりません。単純な介在

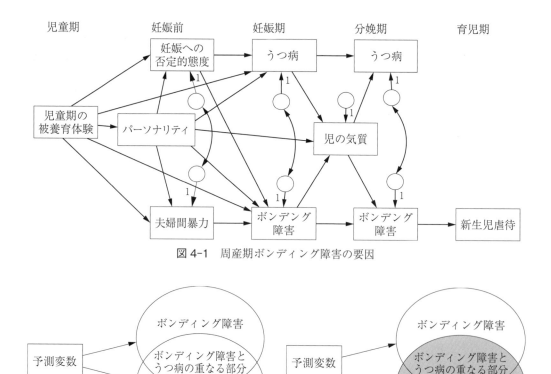

図 4-1　周産期ボンディング障害の要因

図 4-2A　予測変数と 2 つの基準変数；単純な相関

図 4-2B　予測変数と 2 つの基準変数；抑うつで説明した後の予測変数による説明

は次のように考えます．まず，因果の流れの下流がボンディング障害だとしましょう（図4-3A の C）．直前の原因として妊娠への否定的感情があったとします（図 4-3A の B）．さらに上流の原因として，その女性が子どもの頃に親から受けた養育がケアが低く過干渉なもの（affectionless control）だったとしましょう（図 4-3A の A）．ここで，A が原因で，C が最終結果であり，B が介在変数であることを確認したいと思います．そのためには次の 4 つのステップが必要です．

① まず，B と C の間に有意の相関があることを確認します．そうでないと，妊娠への否定的感情（B）はボンディング障害（C）の発生に無関係となってしまいます．
② 次に A と B の間にも有意の相関があることを確認します．つまり，児童期の養育体験が不良であること（A）が今回の妊娠に対して否定的な感情を起こしたことを確認します．
③ さらに児童期の養育体験が不良であること（A）がボンディング障害（C）の発生との間に，（妊娠への否定的感情があるかを無視すると）有意の相関があることを確

第4章 周産期ボンディング障害の発生要因

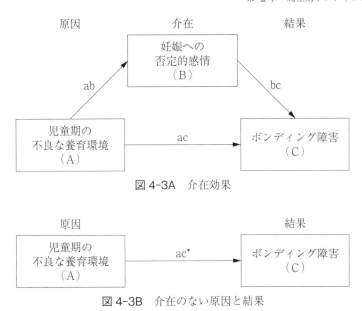

図 4-3A　介在効果

図 4-3B　介在のない原因と結果

認します（図 4-3B）。

④最後に，C を従属変数にして A と B を独立変数として投入した場合，A が C を説明する力が著しく減弱したことを証明します。

統計学的にいうと，bc が有意，ab が有意 ac* が有意であり，C を従属変数にして A と B を投入した重回帰分析を行なうと，ac* は ac に比べて著しく小さい値をとる，ということになります。

これは結構手間な計算であり，多数の変数が介在していることを証明することはできません。こうした場合は，図 1 で見たようなパス図を用いた共分散構造分析が必要になってきます。

ボンディング障害の成因研究はこれまでひとつひとつの変数について，それがボンディング障害に関連しているかを見るものでした。将来の研究は，こうした複合要因を視野にいれた研究が不可欠です。

第5章

周産期ボンディング障害と抑うつ

齋藤　知見

　周産期ボンディング障害と抑うつ（産後うつ病）の背景のリスク因子には共通したものが多く，両者が併存することは稀ではありません。しかしボンディング障害が周産期精神医学の明確なテーマとして表立って取り上げられるようになったのは1990年代であり（Brockington, 1996; Kumar, 1997），ボンディング障害は産後うつ病の研究に比べて20年以上遅れてきたテーマといえます。したがって世間一般だけでなく周産期医療の臨床現場においてさえもボンディング障害の認知度は高いとはいえません。私たちがクライエントから「子どもがかわいいと思えない」という訴えを直接聞く機会は未だ少ないのが現状です。

　私たちは「気分が落ち込むのです」という産後うつ病のクライエントを診たら，必ず「ボンディング障害を併発していないか」という意識を持って接することが大事です。そしてここでのポイントは「子どもがかわいいと思えない」母親にとって，そのことを他言するのは非常に勇気のいることであり，自発的に訴える人は少ないという点です。ある女性は「産んだ子をかわいいと感じないなんて，私が歴史上はじめてでしょう」といってボンディングの問題を表現していました。産後うつ病のクライエントの前では，我々がまずボンディング障害を意識する必要があるでしょう。産後うつ病の知識を深く学ぶことはボンディング障害にアプローチする一つの突破口を得るという点でも非常に重要であるといえます。

1　産後うつ病とは

　産後うつ病とは分娩後に発症をみたうつ病であり，それ以上の特殊な疾患ではありません。ではそもそもうつ病とはどのような状態を指すのでしょうか？

　うつ病の中核は，一般的には抑うつ的気分であると考えられます。うつ病を体験している人は「気が滅入る，気が沈む，うっとうしい，悲しい，わびしい，淋しい，むなしい，元気がない」などと表現します。しかし，抑うつ気分だけ存在する状態をうつ病とはいいません。抑うつ感情にその他のさまざまな症状が加わって初めてうつ病ということができます。不安感も存在することが多く見られます。その他孤独，緊張，焦燥，苦悶，落胆などといった感情を体験することもあります（Costello, 1993）。「自分は価値が無い」，「自分はダメな人間だ」と過度な罪責感を抱いたり，「自分の将来は暗い」「だれも援助してくれ

ない」など，思考内容が否定的なものになります。「ガンにかかっているからまもなく死んでしまう」などという心気症状あるいは心気妄想が出現したりします[注1]。感情障害の程度が強くなると，「感情がわからない」「感じられない」など無感動の状態になります。

また抑うつ気分とともに重要な症状は，喜びと楽しみの喪失です。これまで打ち込んでいた仕事，楽しんでいた趣味，家事や育児などを含め家庭での出来事など，多くの物事に対して，興味を失い関心を示さなくなります。そして，不眠，食欲の低下，体重減少，便秘やめまいなど身体症状もよく見られます。このように，多くの症状がまとまって現れるのがうつ病です。

では臨床現場でうつ病をどのように診断すればよいのでしょう。うつ病の診断には診断基準が準備されています。世界保健機構（World Health Organization: WHO）やアメリカ精神医学会（American Psychiatric Association: APA）が決めた基準が有名で，国際的も広く用いられています。WHOからは疾病及び関連保健問題の国際統計分類（International Statistical Classification of Diseases and Related Health Problems: ICD）が公表され，最新版は，1990年の第43回世界保健総会で採択された第10版で，ICD-10として知られています。またAPAからは精神障害の診断と統計マニュアル（Diagnostic and Statistical Manual of Mental Disorders: DSM）が公表され，最新版は2013年に出版された第5版で，翌年「DSM-5 精神疾患の分類と診断の手引」として日本語で出版されています。

（1）うつ病の発症頻度

一般にうつ病はどれほど出現するものなのでしょう。うつ病の発生頻度はさまざまな要因に左右されます。そのため一定の値に固定されるものではありません。日本において，診断用構造化面接を用い，操作的診断基準による地域住民中の各種精神疾患の発症率を見る研究は1990年代に初めて行われるようになりました。表5-1には日本国内の2箇所で行った調査の結果を示してあります（Kitamura, Fujihara, Iwata, Tomoda, & Kawakami, 1999）。いったん発症するとその後継続する疾患と違って，多くの精神疾患は一過性のものです。その時点でその疾患を有している人の全体に占める率を時点有病率（point prevalence），ある期間内（例えば6ヶ月間）にその疾患を新しく発生した人の全体に占める率を，罹患率（incidence），調査時点までの人生のなかで1回でもその疾患を経験したことのある人の全体に占める率を生涯有病率（lifetime prevalence）といいます。過去の出来事ほど人間の記憶はあいまいになり，また忘れるものです。したがって，生涯有病率はおそらく真の値より低めにでるものです。表1は各診断カテゴリーの男女別の生涯有病率を表示しています。

これを見ると，かなり多くの人がうつ病を経験していることがわかります。そして大う

注1）うつ病に見られる心気妄想，罪業妄想，貧困妄想を合わせて微小妄想といいます。

表 5-1　地域住民中における精神疾患の生涯有病率

	甲府プロジェクト		御殿場プロジェクト	
	男性（％）	女性（％）	男性（％）	女性（％）
大うつ病	7.3	18.5	24.4	23.0
気分変調性障害	0.0	4.0	0.0	0.0
躁病性エピソード	1.0	0.8	6.7	8.1
全般性不安障害	2.1	1.6	2.2	4.1
パニック障害	1.0	0.8	2.2	1.4
恐怖症	4.2	4.0	15.6	10.8
強迫性障害	4.2	3.2	2.2	2.7

Kitamura, T., Fujihara, S., Iwata, N., Tomoda, A., & Kawakami, N.（1999）より引用

つ病の生涯有病率は明らかに女性に多くなっています。日本以外の国々でも同様の所見が得られています。欧米での疫学調査によるとうつ病の生涯有病率は女性で10-25％，男性で5-12％と報告されており，女性は男性の約2倍の罹患率があるとされています（Alonso et al., 2004 ; Kessler et al., 1994 ; Weissman et al., 1988）。

（2）産後うつ病の発症頻度

　産後にうつ病はどれほど起こるのでしょうか？一般病院産科に通院中の妊婦120名の調査で，妊娠は少なくとも一部の女性にとっては心理的ストレッサーであることを示しています（Kitamura, Shima, Sugawara, & Toda, 1993）。やはり周産期はそれ以外の時期に比べてうつ病が発症しやすいのでしょうか？　産後うつ病の発症率は10％と言われたり15％と言われたりして，はっきりしません。さらにマターニティ・ブルーズという状態を含めるともっと高い率があるように書かれています。

　実は産後に発症するうつ病があることを医療者や一般の人々が気付き始めたのはそれほど古いことではありません。日本に限らず，諸外国においても，妊娠中や産後の期間は女性にとって最も輝かしい時期だと考えられていました。出産や育児に関わる母親は，愛情に満ちた「母性」を意識し，安定した気持ちで豊かな時間を過ごすものと信じられていたのです。そのような風潮の中で近代的・現代的見地で産後うつ病に焦点を当て臨床研究を行ったのは英国の精神科医 Pitt でした。彼は1968年に305名の妊婦に対し妊娠7ヶ月目と産後6-8週目に自己記入式調査票を配布し，その結果から33名（11％）にうつ病を見出したと報告しています（Pitt, 1968）。33名のうつ病のうち，当時の診断で「古典的」と考えられる（内因性）うつ病は1名のみで，他は「非定型」であることも見出されました。さらに産後1年後の追跡時点で21名（64％）はうつ病から回復していました。産直後のいわゆるマターニティ・ブルーズがあるほど産後うつ病が多い，という今では誰もが知っ

ている所見も，このPittの報告で明らかになっています。以降，Pittの論文は多くの研究者から引用されるようになりました。

その後Kumar and Robson（1984）が1984年に妊娠期間中から119名の妊婦の追跡研究で，産後うつ病の発症率を15名（13％）と報告しました。しかしKumarが使用した診断基準は当時の最先端の研究用診断基準（Research Diagnostic Criteria: RDC）でした。RDC診断（Spitzer, Endicott, & Robins, 1978）に従うと，5名がmajor depressive disorder，7名がminor depressive disorder，3名がintermittent depressive disorderでした。つまり現在のDSM基準でいう大うつ病はわずか5名（4％）だったのです。あとは大うつ病には到達しない「非定型」のうつ病というわけです。日本ではKitamura et al.（2006）が多施設共同研究の結果から産後3ヶ月以内の大うつ病の発症率を5％と報告しています。

そこで1996年にO'Haraのグループは産後うつ病の発症率に関するこれまでの研究を包括的に検索し，統合する解析であるメタ解析を行いました（O'Hara & Swain, 1996）。総計59の疫学研究が確認され，国や評価方法はさまざまでした。このうちRDCを基準とした研究が19と最も多く，RDCでうつ病とされる産婦の率は10.5％（95％ CI 0.097-0.113）でした。一方，DSMを診断の根拠とする論文3編では産後うつ病の発症率は7.2％（95％ CI 0.037-0.107）でした。またエジンバラ産後うつ病調査票（Edinburgh Postnatal Depression Scale: EPDS）のような自己記入式調査票で調査した研究では12％であったと報告しています。しかし，EPDSの陽性的中率と感受性は決して高いものではなく，この15％には「偽陽性」が含まれている可能性があります。つまり定型的なうつ病が産後数カ月に新規に発症する率は20人に1人くらいですが，評価方法によってその率は変化するといえるでしょう。

では産後でない時期に比較して産後はうつ病が多く現れるのでしょうか。最初に非周産期の女性を対照群とした周産期うつ病の有病率研究をしたのはCoxでしょう（Cox, Murray, & Chapman, 1993）。彼は232名の産後の女性を産後6ヶ月目に面接し，非周産期の対照女性と比較したのです。産後6カ月目のうつ病の時点有病率は産後女性群で9.1％，対照女性群で8.2％でした。また6カ月間の有病率もそれぞれ13.8％と13.4％でした。つまり産後も非周産期もうつ病発症率では大差がないのです。

同じ頃，アメリカのO'Haraの研究グループは182名の妊婦と同数の対照非妊婦を産後9週目まで前方視的に追跡し，RDCの定型うつ病および非定型うつ病の有病率を面接で確認しました（O'Hara, Zekoski, Philipps, & Wright, 1990）。定型うつ病がそれぞれ8名（4.4％）と6名（3.3％），非定型うつ病が11名（6.0）と8名（4.4％）でした。いずれかのうつ病の有病率も10.4％と7.8％であり，これは統計学的有意の差には至らないものでした。

英米の研究から分かることは，少なくとも同じ国で類似の社会的状況にいる女性で比較すれば周産期が非周産期に比べてうつ病の「危険時期」とはいえないということです。

（3）性　差

　ところで産後うつ病というとまずは女性のもの，母親のものと考えられています。では父親，つまり男性ではどうなのでしょう。妻が出産した後に夫はうつ病にならないのでしょうか。最近のメタ解析では妻の妊娠期間中に10％の夫がうつ病を発症し，妻の分娩後にまた10％の夫がうつ病を発症していることが明らかになりました（Paulson & Bazemore, 2010）。ですから，産後の女性（母親）のうつ病に臨床的あるいは行政的注目をするのであれば（もちろんそれが望ましいことではありますが），同時に産後（子ともが生まれた後）の男性（父親）のうつ病にも注目しなければなりません。

　ところで，男性は子どもが生まれる前や，配偶者の妊娠期間において，他の時期に比較して高い頻度でうつ病を体験するのでしょうか？オーストラリアのニュー・サウス・ウェールズにおける1000人以上の対象者に対する疫学研究では，男性被検者を（a）子どもが生まれて1年以内（b）配偶者が妊娠中（c）その他の3群に分けて，抑うつ重症度を測定しました（Leach, Mackinnon, Poyser, & Fairweather-Schmidt, 2015）。その結果，3群の間に抑うつ重症度の平均値に有意の差を認めませんでした。つまり，周産期は男性にとっても，うつ病の発症危険性が上昇する時期ではないのです。

2　産後うつ病とボンディング障害

（1）併存する事例

　産後うつ病ではボンディング障害を起こしやすいのでしょうか？　実際に産後うつ病とボンディング障害が併存する事例をお示しします。

　37歳のA様は3年間の不妊治療を経て妊娠し，3カ月前に初めての子どもを出産しました。保健師の家庭訪問の様子です。

　　患　者：出産直後は少しテンションが高いくらいで張り切っていたのですが，産後2カ月くらいから，疲れているせいか何もする気がおきずに，一日の大半を鬱々としながらぼーっと過ごしています。これではいけないと思ってスーパーへ行くのですが夕食に何を作っていいか，何も思い浮かばず買い物ができません。夫からは，私の動作が最近ゆっくりになったといわれました。以前楽しんでいた手芸も全くする気がおきません。
　保健師：赤ちゃんのお世話に関してはいかがですか？
　　患　者：ミルクをあげたり，おむつを替えたりと必要最低限のことは何とかやっていますが，最近はお世話が楽しいと思えなくなりました。それに気分が滅入ってしまって，赤ちゃんと遊ぶ気になれないのです。
　保健師：赤ちゃんに対してのお気持ちはいかがですか？

患　者：この1カ月はあまり関心が湧きません。夕方になって愚図りだすと，煩わしくて……「もう，どこかへ行ってちょうだい」という腹ただしい気持ちになります。この子がいなかったらなあ……と思うのです。こんな私は母親失格ですよね。この先母親としてやっていく自信が全くありません。私なんて死んだほうがマシです。

　A様は，ほとんど一日中の抑うつ気分が4週間続いています。また興味の減退（趣味の手芸をする気がおきない），精神運動静止（動作がゆっくりになった），気力の減退（何もする気がおきない），無価値観（「私は母親失格です」），思考力の減退（夕食のメニューが決められない），希死念慮（「私なんて死んだほうがマシです」）があります。DSM-5うつ病の診断項目9つのうち6つを満たしており，産後に発症したうつ病と診断されます。同時に，赤ちゃんのお世話が楽しいと思えず，泣いている赤ちゃんを腹ただしいと感じ，またこの子がいなかったらなあ，と思うと訴えており，ボンディング障害が疑われます。このように産後うつ病の母親の赤ちゃんへのネガティブな気持ちがボンディング障害の特徴にも当てはまることは稀ではありません（Kumar, 1997）。

　産後の抑うつ状態がボンディング障害を引き起こすか調査したドイツの研究があります（Moehler, Brunner, Wiebel, Reck, & Resch, 2006）。101名の母親の産後2週，6週，16週，14カ月のEPDSおよびPostpartum Bonding Questionnaire（PBQ: Brockington, 2001; 2006）を調査しました。どの時点においても抑うつとボンディングは強く相関しており，特に産後6週のボンディングは母親のEPDSに最も悪い影響を受けるという結果でした。他にも産後3カ月の抑うつとボンディング障害が関連するという報告（Dubber, Reck, Müller, & Gawlik, 2015）や産後1カ月の抑うつとボンディング障害が関連するという報告（Ohoka et al., 2014）など抑うつとボンディング障害の関連を示唆する横断的な研究報告は多数あります。またボンディング障害の予測因子を多変量解析した結果，唯一の予測因子はEPDSであったという報告（Sockol, Battle, Howard, & Davis, 2014）や出産直後のEPDSが13点以上であったという報告（Figueiredo, Costa, Pacheco, & Pais, 2009）もあります。抑うつを呈する母親を診たら，必ずボンディング障害の有無について確認する必要があるでしょう。その際，子どもをかわいいと思えない母親は自主的にその件を話さないことも多い点に注意しましょう。

　ボンディングに影響するのは母親の気分だけではありません。配偶者の抑うつ状態とボンディング障害の間に関連があるという報告もあります（Edhborg, Matthiesen, Lundh, & Widström, 2005）。さらに配偶者と本人の両方を調査したスウェーデンの報告もあります（Kerstis et al., 2016）。727名の両親に対してEPDSとPBQを産後6週と6カ月に調査したところ，一方の親のみが抑うつ状態であるより，両親ともに抑うつ状態のときに突出してボンディング障害が強くなるという結果でした。これを交互作用と呼びます。産後の母親にとり重要他者である配偶者の精神状態が，子どもに向かう気持ちに大きな影響を与える

のはいうまでもありません。臨床場面において，私たちは母親・子どもの一組だけではなく，父親や祖父母も含めた家族構造や関係性に着目するなど，子どもが育つ環境全体に関心の視野を広げサポートを提供して行く必要があります。

　産後うつ病の母親のうち自発的に医療機関を受診する女性は，産後うつ病ケースの約1割です。そして，ボンディング障害を併存している場合は，していない場合と比べて自発的に受診する人が有意に少ないことがわかっています（Kitamura, Yamashita, & Yoshida, 2009）。母親というのは当然我が子がかわいいものだ，という考えが一般的に普及しており，我が子をかわいいと思えない母親はそのことで自分を責め，人と違うと苦しみ，誰にも言えずに一人で思い悩んでいるケースが少なくありません。周産期医療に携わる者は，医療機関で待っていても，援助の必要なボンディング障害事例が受診すると思ってはいけません。ボンディング障害の存在を一般に広く啓発し，専門家に相談するまでの敷居を下げる努力が必要でしょう。妊娠中からボンディング障害が疑われる場合は，産後に支援が途切れぬよう早めに専門家や地域医療につなげておくことが大事です。

　またA様には「私なんて死んだほうがマシ」といった希死念慮が出現しています。周産期に希死念慮を有する女性が存在することは近年，広く認められるようになりました（Alhusen, Frohman, & Purcell, 2015; da Silva et al., 2012; Fisher et al., 2013; Howard, Flach, Mehay, Sharp, & Tylee, 2011; Kim et al., 2015; Rodriguez, Cook, Peltzer, & Jones, 2017; Sit et al., 2015; Sit, Seltman, & Wisner, 2011; Weng, Huang, Huang, Lee, & Chen, 2016）。そして，希死念慮のある人はない人よりボンディング障害の発症リスクが高いという報告があります（Sockol, Battle, Howard, & Davis, 2014）。これは産後一時点における調査なので一方が原因で，他方が結果であるという因果関係はわかりません。あるいは希死念慮の存在とボンディング障害の併発が，相互に負の影響を与えあっている可能性も考えられます。

　2000年以降，英国で産後1年未満の後発妊産婦死亡について調査されると，心の病気による死因が身体疾患によるものを上回り，死因のトップは自殺であることがわかりました（Lewis, 2003）。特に産後6カ月以内の自殺者数は10万人当たり20名（2003～05年），29名（2006～08年）と高い割合を占めていることが明らかになりました（Cantwell et al., 2011）。日本においては東京都における調査が同様の傾向を示すことがわかっています（竹田，2016）。東京都の妊産褥婦の自殺率は出生10万に対し8.7人と高く，産後4カ月後にピークがありました。産後の自殺者のうち約33％にうつ病があり，精神疾患なしとされた48％には，精神科未受診のために診断されていない精神疾患合併褥婦が含まれていると考えられます。一般人口中の自殺既遂率を男女に分け，さらに年少の児の数で分けてみると，「乳幼児を持った女性」で自殺率が最も低くなることがわかっています（Qin, Agerbo, & Mortensen, 2003）。自殺企図に関しても，褥婦は一般人口より少なく，約半数であるという報告があります（Lindahl, Pearson, & Colpe, 2005）。出産し乳幼児を持つ女性にとって，自らの遺伝子を継ぐ新しい命が自殺の抑止力にならないことは非常な事態です。

そこにボンディング障害が関与している可能性は十分考えられますが，未だその実態は明らかになっておらず，調査が急がれます。産後うつ病とボンディング障害が併存する症例では，双方に目を向けて介入し悪循環を断ち切る手当てが必要になるでしょう。

（2）因果関係のある事例

　産後うつ病とボンディング障害は強い相関関係があることがわかりました。では，どちらが原因でどちらが結果なのでしょうか？　B様の症例をお示しします。（1）のA様と何が違うのでしょうか。

　28歳のB様は4カ月前に初めての子どもを出産しました。自治体の6カ月健診で担当保健師に悩みを打ち明けました。

　　患　者：最近夜も眠れず，食欲も沸かず，気分が落ち込んでいます。
　　保健師：いつ頃からですか？
　　患　者：1カ月くらい続いています。私なんて生きている価値がないのです。
　　保健師：ご自分のことを生きている価値がないと考えていらっしゃるのですね？　どうしてですか？　詳しくお聞かせください。
　　患　者：付き合っていた彼とうまくいっておらず，別れようと思っていた矢先に妊娠していることがわかりました。彼に妊娠を告げると，案の定私の元から姿を消しました。結婚する気はなかったのでそれは良かったのですが，実際に一人で子どもを育てていけるのか，考えると色々と不安で。妊娠中からなるべくお腹の子のことは考えないように過ごしていました。そのせいか自分の子どもっていう気がしなくて。産まれた時も，実感が湧きませんでした。特別にかわいいとは思えないのです。そのうち変わると思っていましたが，今でもかわいいとは思えません。こんなことだれにも言えなくて一人でずっと悩んでいました。普通母親なら我が子をかわいいって思うでしょう？　私は産む資格なんてなかった。母親として生きている価値のない最低な人間です。

　我が子をかわいいと思えないのは母親として非常に辛いことです。B様は妊娠期間中から胎児に対するボンディング（第2章参照）も不良だったのでしょう。我が子をかわいいと思えない自分を異常だと感じ，だれにも悩みを打ち明けることができませんでした。そして母親失格であると自分を責め，結果としてひどいうつ状態に陥った可能性が考えられます。

　産後のボンディング障害を予測する因子を調査した報告があります。英国の妊婦79名の産後4週，9週，16週，1年の抑うつとボンディングについての研究です（O'Higgins, Roberts, Glover, & Taylor, 2013）。産後4週の抑うつは産後1年のボンディングと強い相関

を示しましたが，産後1年のボンディングを予測するのは，産後4週の抑うつではなく，産後4週のボンディングであったと報告しています。産後に長期化するボンディング障害を予防するには，医療機関と繋がる機会の多い産後の早い時期において，抑うつ気分だけでなく，ボンディングの状態に関して確認することが重要だといえます。

　日本においてはどうでしょうか。愛知県における報告をご紹介します（Ohara et al, 2017）。751名の妊婦を対象に妊娠中期，後期，産後5日目のEPDSとMother-to-infant Bonding Questionnaire（MIBQ: Kumar & Hipwell, 1996）を調査し，その因果関係について検討しました。MIBQは他のボンディング尺度と異なり，「愛情深い」，「失望した」，「楽しい」，「攻撃的な」，といった9つの形容詞を得点化する質問紙であるため，産後に限らず妊娠中も一貫して使用できるという利点があります（第1章参照）。結果は妊娠中期のEPDSは妊娠後期のEPDSを，妊娠後期のEPDSは産後5日目のEPDSを予測していることがわかりました。MIBQに関しても同様でした。産後の抑うつやボンディング障害は妊娠中から予測しうること，すなわち早期から介入することで産後のそれらを予防し得る可能性を示唆しています。また妊娠後期のMIBQは同時期のEPDSを予測し，産後5日目のMIBQは同時期のEPDSを予測しており，その逆は成立しませんでした。つまり両者の因果関係はボンディング障害が原因であり，抑うつが結果であったといえます。産後5日目のEPDSおよびMIBQの説明係数はそれぞれ.41および.28であり，前者の41％，後者の28％はこのモデルで説明されると解釈できます。ボンディングとその障害にはある一定の閾値をもって区別される必要がありますが，出産後の経過日数によってその閾値が変化する可能性があります。つまり出産してすぐに子どもに対しての愛情が強く溢れ出る母親もいれば，出産直後はそれほどではなくても時間の経過と共に少しずつ愛情が芽生える母親もいます。後者を異常とはいえません。この報告では産後1カ月目における経過がわかりません。産後5日目におけるボンディング障害と産後1カ月目のそれとはやや様相が異なる可能性を考えると，産後1カ月目の調査結果を加えた更なる分析が期待されます。

　また三重県において妊婦107名を対象とした妊娠後期，産後5日，産後1カ月の不安，抑うつ，ボンディングについての縦断的調査があります（Kokubu, Okano, & Sugiyama, 2012）。ここでは産後5日の抑うつとボンディングは併存しやすいが，どちらか一方が他方の原因という関係性ではないことがわかりました。産後1カ月の抑うつとボンディングの関係も同様でした。そして産後1カ月のボンディングを予測しているのは，産後5日目のボンディングと妊娠後期の不安であり，産後5日目のボンディングを予測しているは，妊娠に対する否定的な態度であったと報告しています。このように抑うつとボンディングは併存しやすいのですが，両者に因果関係は見いだせず，第三の因子（この研究では不安や妊娠に対する態度）が交絡していることもあります。

　B様のケースに戻ると，妊娠中からの不安が強く，出産直後からボンディング障害を認

めました。その後赤ちゃんと過ごす時間を経験するとともに抑うつが出現しています。前述の研究結果に沿うと，1年後のボンディング障害が強く疑われる状況です。A様の場合と異なり，抑うつ状態の改善に焦点を当てて治療を開始したとしてもボンディング障害自体が改善するとは限りません。背景にうつ病があり，ボンディング障害を併発している病態と安易に混同することは避けるべきでしょう。

　しかし臨床的に両者を完全に区別するのは難しいこともあります。実際の治療においてはどちらか一方の治療に偏ることは望ましくありません。出産前から重度で繰り返すうつ病に罹患していた母親が産後にボンディング障害を発症し，支持的な心理療法を3年間行った結果ボンディング障害が消失したという治療過程を報告したレポートがあります（Brockington & Brierley, 1984）。うつ病およびボンディング障害，その両者の原因となった病理性に着目し心理的ケアを行うことが両者の治療に有効であったことを示唆しています。ここまで見てきたように，周産期のうつ病とボンディング障害の因果関係については未だ一致した見解がありません。両者が原因結果の関係ではなく，別の第3の要因が両者の原因となっている状況もあるでしょう。ボンディング障害と抑うつの関係性については今後更なる縦断的研究を積み，検討を重ねて行うことで，状況に適したより良い支援に繋げることができるでしょう。

（3）産後うつ病を伴わない場合

　産後うつ病とボンディング障害は併発することもありますが，必ずしも併発しない場合もあります。抑うつとボンディングの関係について，2011年に熊本県で褥婦364名を対象とした研究があります（大橋，2016）。まず産後1カ月のボンディングについてPBQ日本語版（金子，2011）という自己記入式調査票を用いて評価しました。そしてPBQ 25項目の回答に基づき，似たような回答の特徴を持つグループに分けました。このような統計解析手法をtwo-stepクラスター分析といいます。すると「ボンディング良好の母親グループ（74％）」と「ボンディング不良の母親グループ（26％）」という大きく2つのグループに分けることができました。そして「ボンディング不良の母親グループ」は「ボンディング良好の母親グループ」より抑うつ状態を評価するEPDS日本版（岡野ら，1996）得点が有意に高いことがわかりました。

　さらに「ボンディング不良の母親グループ」についてさらに詳しく調べるために再度two-stepクラスター分析を行いました。すると「抑うつありの母親グループ」と「抑うつなしの母親グループ」の2つのグループに分けることができました。つまり，ボンディング障害の母親には，「抑うつのある人」と「抑うつのない人」という質的に異なる2つのタイプがあるという可能性が示されました。

　この研究ではボンディング障害の詳しい評価にPBQの3因子構造モデル（Ohashi, Sakanashi, Tanaka, & Kitamura, 2016）を用いています。ボンディング障害について3つの

表 5-2　抑うつの有無による PBQ 下位尺度の比較

		クラスター				t	有意確率
		抑うつありの母親グループ (N = 35)		抑うつなしの母親グループ (N = 59)			
		M	(SD)	M	(SD)		
PBQ	愛情の欠如	4.46	(3.47)	5.46	(5.12)	1.02	NS
	拒否と恐れ	2.51	(2.69)	1.19	(1.60)	2.65	*
	怒りと拘束感	21.86	(5.66)	14.83	(5.80)	5.73	**
EPDS		9.11	(3.40)	2.23	(1.64)	11.23	**

*$p < .05$, **$p < .01$
Ohashi, Sakanashi, Tanaka, & Kitamura (2016) より引用

下位尺度，すなわち「怒りと拘束感」，「愛情の欠如」，および「拒否と恐れ」という3つの側面から各々評価するのです。「抑うつありの母親グループ」は「抑うつなしの母親グループ」と比べて，「怒りと拘束感」が強いという結果が示されました（表5-2）。これは自分の赤ちゃんに腹がたったり，イライラさせられたり，母親として拘束されているように感じる症状です。ボンディング障害の症状の中でも，このような気持ちは抑うつを原因として二次的に，もしくは相乗的に生じているのかもしれません。抑うつのある妊産褥婦を診た際に，このようなポイントを意識して質問を投げかけることは，ボンディング障害併発の有無をチェックするのに役立つかもしれません。

　この研究のもう一つの大事な示唆は，ボンディング障害があり抑うつのない母親達もいるということです。彼女達は抑うつ症状を訴えることはなく，EPDSを用いたスクリーニング結果は陰性のため医療者の目に止まることはありません。また抑うつのある母親と比較して，ボンディング障害の症状として「怒りと拘束感」が顕著に表れることも少ないため，他者から気づかれないことも少なくありません。

　今後このような研究を進めることにより，ボンディング障害をさらに適切に分類することが実現化すれば，状況に応じたより相応しい対応が可能となるでしょう。

第6章

周産期ボンディング障害と新生児虐待

馬場　香里

1　新生児虐待

（1）定　義

　歴史的に見てみると，児童虐待という概念の起源となった症例報告は，1962年に米国の小児科医Kempeの紹介した被虐待児症候群（buttered child syndrome）です（Kempe, Silverman, Steele, Droegemueller, & Silver, 1962）。その後，児童虐待に関する認識は世界中に広がり，社会問題となっているのは周知のことです。虐待（abuse）の「虐」という文字は，虎の頭，爪，人を象形しており，虎が人を掴む様を表し，そこから「むごい」を意味する「虐」という漢字が成り立ちました。また，abuseのab-には「反対の」というような意味合いがあり，useには「（規律を保たせるというような親の）権限・権威」という意味合いがあります。つまり，虐待（abuse）という言語には，子どもに牙をむく酷い扱い，そして親の権限との対局にあるという意味が込められているのです。

　これまで多く議論されてきたテーマのひとつが，虐待としつけの線引きです。日本において児童虐待の防止等に関する法律（児童虐待防止法）が2000年に制定されました。この児童虐待防止法の目的は，第1条で次のように述べられています。

> 　この法律は，児童虐待が児童の人権を著しく侵害し，その心身の成長及び人格の形成に重大な影響を与えるとともに，我が国における将来の世代の育成にも懸念を及ぼすことにかんがみ，児童に対する虐待の禁止，児童虐待の予防及び早期発見その他の児童虐待の防止に関する国及び地方公共団体の責務，児童虐待を受けた児童の保護及び自立の支援のための措置等を定めることにより，児童虐待の防止等に関する施策を促進し，もって児童の権利利益の擁護に資することを目的とする。

　さらに児童虐待防止法では，第2条で児童虐待の定義について定めています。児童虐待の定義は，18歳未満の児童に対し，保護者が行う4つの行為であると定められています。

　①児童の身体に外傷が生じ，又は生じるおそれのある暴行を加えること（いわゆる身

体的虐待）

②児童にわいせつな行為をさせること（いわゆる性的虐待）

③児童の心身の正常な発達を妨げるような著しい減食又は長時間の放置，保護者以外の同居人による前二号又は次号に掲げる行為と同様の行為の放置その他の保護者としての監護を著しく怠ること（いわゆるネグレクト）

④児童に対する著しい暴言又は著しく拒絶的な対応，児童が同居する家庭における配偶者（事実上婚姻関係と同様の事情にある者を含む）に対する暴力等，児童に著しい心理的外傷を与える言動を行うこと（いわゆる心理的虐待）

このように，児童虐待防止法に基づくと，児童虐待とは児童の心身の成長や人格形成に重大な影響を与える暴力やネグレクトであると解釈できます。

日本小児科学会は子ども虐待診療の手引き（日本小児科学会，2014）で，「子どもの健康と安全が危機的状況にあるか否か」が児童虐待であるか否かの判断条件になると述べています。たとえ，養育者が良かれと思っていても，信念を持ってしつけをしたとしても，児童虐待と判断される場合もあり得るのです（日本小児科学会，2014）。児童虐待防止を支援する専門家の認識する児童虐待がどのような現象を指すのか質的に分析した調査もあり，同様の意見が述べられています（馬場，2015; 馬場，片岡，2017b）。この質的研究では，児童のwell-beingを害する行為（例：しつけのつもりであっても結果的に子どもを傷つけ悪影響を与えている行為，子どもとって有害な危機的状況につながる行為）や，well-beingを保つ行為の欠如（例：子どもへのケアの放任や責任感の欠如）は，支援者にとって全て児童虐待として認識されており，支援対象となっていました（馬場，2015; 馬場，片岡，2017b）。つまり，実際の支援者にとっては，児童虐待か否かの判断は，現在や将来の子どもの健康，安全に危機的状況をもたらすか否かを重要視していると言えるでしょう。

では，どの程度の暴力やネグレクトが児童の心身の成長や人格形成に重大な影響を与えるのでしょうか？　この部分について，狭義の児童虐待に含まれない身体的懲罰（corporal punishment）が子どもに与える被害をメタ解析にて報告した論文があります（Gershoff, 2002）。この論文では，身体的懲罰であっても，以降の子どもの道徳感獲得の困難，攻撃性の増加，非行や反社会的態度の増加，親子関係の質の悪化，児童期および成人期の精神的健康度の悪化，自分が親になった際の自分の子どもに対する虐待リスクの増加という指標すべてで，悪影響を与えていることが示されました。

日本国内において同様の報告をした調査として，御殿場において18歳から21歳の青少年を対象に実施したコホート調査があります（Yamamoto et al., 1999）。追跡調査への同意を得た119名を対象にDSM-III-R（American Psychiatric Association, 1987）による面接を実施し，全般性不安障害と大うつ病について診断し，さらに16歳未満の時期において，父母もしくは父母代わりに面倒を見てくれていた大人からの虐待的養育について聴取しま

した。その内容は，(a) 心理的虐待（無視）(例：「うちの子じゃない」「おいていっちゃうよ」という様子で無視されたといった経験がありましたか)，(b) 心理的虐待（脅迫）(例：「捨てる」「ご飯抜きよ」「部屋に行きなさい」と脅されたり，あなたがとても大切に思っている人や動物に危害を加えられたり，おもちゃを壊すなどと脅された経験がありましたか)，(c) 心理的虐待（屈辱）(例：他の人がいる前で強く叱られたり，ばかにされたり，恥ずかしい思いをさせられたりといった経験がありましたか)，(d) 平手（例：平手でたたかれたことはありましたか)，(e) 拳（拳でたたかれたことはありましたか)，(f) 器具（例：棒などの器具でたたかれたことはありましたか)，(g) 火傷（例：煙草などでやけどをおわされたことはありましたか）の7項目について，その頻度について5件法（まったくなし，人生で1回，1年に数回，1カ月に数回，1週間に数回）によって回答を得ていました（Yamamoto et al., 1999)。こうした親の行動の一部はしつけの範囲であると捉えられるでしょう。しつけであれば，以降の子どもの発達や心理状態に良い影響があったとしても，悪い影響はないはずです。それぞれの精神疾患と虐待的養育歴との関連についてχ二乗検定を実施した結果，男児の場合，父親の1年に数回以上の「屈辱」が慢性あるいは再発性大うつ病に関連しており，女児の場合，父親の1年に数回以上の「無視」及び「脅迫」が慢性あるいは再発性大うつ病に関連していました。さらに，男児の場合，母親からの1年に数回以上の「屈辱」は慢性あるいは再発性大うつ病に関連しており，母親からの1年に数回以上の「屈辱」「拳でたたく」「器具でたたく」のそれぞれが全般性不安障害に関連していました。女児の場合，母親の1年に数回以上の「平手でたたく」が短期で1回限りの大うつ病および大うつ病全体に関連していました。ですから，15歳以前に1年に数回以上の虐待的養育を経験している場合，その後思春期を迎える頃に，大うつ病や全般性不安障害につながることが示唆されます。これら国内外の2種類の論文から，子どもに明らかな傷がつかない方法で痛みを与えることであっても，また虐待的養育の頻度が1年に数回以上であれば，子どもの健康に悪影響を及ぼす可能性があり，虐待になり得る，とまとめることができるでしょう。

　一方で，新生児期から乳児期に起こる虐待の一例として，大人が乳児の肩や腕などを掴んで揺さぶることにより，硬膜下出血などの頭蓋内出血，網膜出血等が臨床所見として見られる乳幼児揺さぶられ症候群（shaken baby syndrome, SBS: Caffey, 1974; Centers for Disease Control and Prevention, 2017; 日本小児科学会，2014）があります。SBSは新生児期からみられ，好発年齢は生後2～3カ月の乳児だと報告されています（Barr, Trent, & Cross, 2006; Lee, Barr, Catherine, & Wicks, 2007）。このように，新生児虐待は生命に直結するような深刻な影響を及ぼすこともあります。

　児童虐待防止法に基づいて判断するのであれば，児童の心身の成長や人格形成に悪影響を及ぼすような養育者の暴力やネグレクトは，すべて虐待であると捉えられます。そして，過去の研究によると，子どもに目に見える傷として明らかではない場合であっても，それが繰り返し行なわれるのであれば，将来的に悪影響を与える可能性があるため，虐待とし

て扱うべき対象となります。さらに，新生児に特化していえば，目に見える虐待の代表例としてSBSが挙げられますが，明らかとなった時点ではすでに生命に直結するような深刻な事態に陥っている可能性もあります。つまり，親の養育態度に着目して観察していくことが虐待を発見する一番の手立てであるといえます。

　平成16年（2004年）の児童虐待防止法の改正により，以下の2つのポイントが盛り込まれました。1つ目に，児童が同居する家庭における配偶者（事実上婚姻関係と同様の事情にある者を含む）に対する暴力等，児童に著しい心理的外傷を与える言動を行うこと，つまり，「児童の目前のドメスティック・バイオレンス（domestic violence: DV）」です。この部分に関連した先行研究をまとめた書籍（Bancroft, 2002, 2004; Graham-Bermann & Sandra, 1998; Holden, Geffner, & Jouriles, 1998）では，DVに晒される子どもは他の子どもと比べて，仲間に対していじめや悪口など攻撃的な態度をとりやすく，問題行動が多いことが指摘されています（Graham-Bermann & Sandra, 1998）。さらに，多動や不安，自分の殻に閉じこもる，学習困難などの比率が著しく高いことも報告されています（Gleason, 1995）。国内では，457名の中学生を対象とした調査があり，「過去に，自宅において暴力を目撃したことはありますか？」に対し，5件法で回答を得，さらにState-Trait Anger Expression Inventory（STAXI: Spielberger, 1979）を用いて怒りの特性と状態を，Hospital Anxiety and Depression Scale（HADS: Zigmond & Snaith, 1983）を用いて抑うつ・不安を調査した報告があります（Kitamura & Hasui, 2006）。この調査では共分散構造分析により，家庭内のDVの目撃は，その子どもの怒りの状態にある程度関連しており（$r=.31, p<.001$），わずかですが子どもの怒りの特性にも関連していました（$r=.14, p<.01$）。そうした子どもの怒りの状態は，子どもの抑うつ・不安に影響していました。子ども自身が身体的・心理的暴力の被害者ではなくても，家族内で行なわれる暴力行為を頻回に目撃することが，心理面に悪影響を及ぼすのです。

　2つ目に，保護者以外の同居人による児童虐待の行為と同様の行為の放置その他の保護者としての監護を著しく怠ること，つまり，「同居人による児童虐待」もまた，虐待の定義に含まれました。このように，児童虐待防止法の改正により，児童虐待として扱われる事例が法律上で拡大されたのです。

（2）疫　学

　米国の18歳以上の成人約6000名を対象にした，過去の被養育体験を想起する電話インタビュー調査（Straus, 1995）によると，「18才以前にどれくらいの頻度で，平手打ちや拳でたたかれたような身体的懲罰がありましたか？　最も多かった1年のうちに何回あったかを答えて下さい」に対する回答として，身体的懲罰が1回以上であった割合は，母親から娘へが36％，息子へが44％，父親から娘へが27％，息子へが45％，両親から娘へが44％，息子へが58％でした。日本の類似の調査では，18歳以上の成人を対象に，15歳以

前に親から受けた行為を遡及的に聞いたものがあります。このうちのひとつ（Kitamura et al., 1995）では，父の虐待的行為として叱責，平手打ち，拳でたたく，器具でたたく，火傷を，1年間に数回以上経験した者の割合が，それぞれ22%，15%，8%，2%，0%であり，母親からのそれは15%，4%，2%，2%，1%でした。さらに，同様の方法による別の疫学調査（Yamamoto, et al., 1999）によると，父母いずれかから無視，脅迫，屈辱，平手，拳，器具でたたく，火傷は，それぞれについて1年に数回以上あったと回答した割合が，21%，26%，14%，40%，25%，14%，1%でした。こうした身体的あるいは言語的懲罰は，国内外において多くの家庭の日常の中で行なわれていることがわかります。さらに，新生児期から乳児期の子どもを持つ親の虐待に関する疫学調査の一例をみてみると，米国の約4,000世帯を子どもの出生から13ヵ月後まで追跡したコホート研究では，専門家による客観的評価に基づくと135世帯（約3%）に虐待が存在していました（Dixon, Browne, & Hamilton-Giachritsis, 2005）。一方，日本において，乳児期の虐待に焦点を当てた大規模コホート調査はほとんどなく，「健やか親子21」における目標に対する最終評価（山懸, 2013）では，子どもを虐待していると思う養育者の割合は，乳児健診で4.2%，1歳6ヵ月健診で8.5%，3歳児健診で14.2%となっていました。また，日本の一般家庭における，産後3ヶ月までの父母（203/319名）を対象とした前向きコホート研究では，生後3ヶ月までに1回以上身体的攻撃（例：平手でたたく，つかみかかったりつきとばす）があった父母は，各約3%，心理的攻撃（例：どなる，無視する）があった父母は，各約20%，ネグレクト（例：愛情を示せなかった，十分な栄養を与えられなかった）があった父母は，各約15%となっていました（馬場, 2016）。しかし，これらの日本のデータは養育者側の自己評価であり，過小評価されていると考えられます。既存のデータをまとめると，我が国において子どもに火傷を負わせるといった虐待は極わずかに過ぎませんが，「1年に数回以上の平手や無視等」は，乳幼児期には20%前後，生後3～4ヶ月の乳児期でも3～4%以上発生するということになります（Kitamura et al., 1995; Yamamoto et al., 1997; 馬場, 2016；山懸, 2013）。

　また，日本国内の児童虐待数の例として最も使用頻度の高いデータは，厚生労働省によって集計されている児童相談所への虐待相談件数となっています。この統計データに基づくと，1999年度に初めて10,000件を超え，2016年度の総数は122,575件となっています（総務省統計局, 2016）。通報の有無ではなく，地域住民への聞き取りによる疫学調査の結果に比較すれば，児童相談所への通報事例は氷山の一角であるといえるでしょう。また，通報事例の増加は虐待事案の発生増加を示しているのではなく，発見の増加を示しているという見解（山本, 2013）もあります。つまり，日本において児童虐待が単純に増加していると捉えるよりも，児童虐待防止法の改正や社会の関心の高まり等から，児童虐待に対する対応が拡大しつつあると認識できると言えるでしょう。

　一方で，これらの統計では，児童虐待は1因子であることを前提としています。心理的

虐待，身体的虐待，性的虐待，ネグレクトという分類があるように，児童虐待を1つの構造として（質的にひとつのくくりとして）扱うことの適切性について考えなくてはなりません。これは，児童虐待事例に対する有効な支援方法を考える上では非常に重要なポイントとなります。なぜなら，児童虐待の構造がはっきりとしないからこそ，現在の支援は手探りで曖昧になってしまっている現状があると考えるからです。もし児童虐待の構造が明確になれば，それぞれの構造に対する支援を具体的に計画的に実践できるはずです。この点について検討した論文をご紹介します。

　Igarashi et al. (2010) は，Child Abuse and Trauma Scale (CATS: Sanders & Becker-Lausen, 1995) という広く被虐待体験を遡及的に測定する自己記入式尺度の因子構造を検討しています。この尺度は，性的虐待，ネグレクト，身体的虐待，家庭内の不和など38項目を5件法で測定するよう構成されています。この自己記入式質問紙について，探索的因子分析および確認的因子分析によって因子構造を示しています。この結果によると，虐待は5つの因子構造を示しています。それは，ネグレクトと心理的虐待，処罰と叱責（身体的虐待），性的虐待，権威主義的養育，配偶者間の不和の5つです。Baba et al. (2019) は，日本において約1000名の出産1カ月後の母親を対象として，母親自身の虐待的養育態度を自記式質問紙である Conflict Tactics Scale 1 (Straus & Hamby, 1997) によって測定し，探索的因子分析，及び確認的因子分析によって因子構造を検討したところ，「思考性」(reasoning) と「心理的攻撃」(psychological aggression) の2因子構造であったと報告しています。この2つの因子の間には中程度の相関関係 ($r=.36$) がみられました。この論文では，一般の産婦を対象としたために身体的攻撃の出現頻度が著しく低く，身体的攻撃に関する項目を含めての因子分析ができませんでした。こうした研究の限界を解決するために，今後は，例えばすでに児童相談所との関わりをもつ，あるいは子ども家庭支援センター等からの支援を受けているような保護者といった，身体的攻撃の可能性が高い対象者を対象とした同様の調査が必要であり，児童虐待の因子構造を検討することが求められます。

　虐待行為の因子分析の先行研究を見ると，研究によって差はあるものの，心理的虐待，身体的虐待，性的虐待，ネグレクトの4つの群分けが，ちょうど法的定義にあうような形で認められています。これらが，統計的にも独立した因子であることが認められていることは，各虐待スタイルには異なる成因を想定することが妥当であることを意味します。今後の虐待の研究と臨床は，虐待をひとくくりにせず，各群ごとに検討することが望まれます。

（3）臨床で出会う児童虐待
　ここでは，周産期医療の場で出会うと想定される2つの児童虐待事例について紹介しましょう。

①事例「新生児へのネグレクト」

　A様は28歳の初産婦です。今回は正常分娩。パートナーとは別居中。実家でA様と実父母は一緒に暮らしています。出産時にアルバイトは辞めたが，今後は定職に就きたいと話しています。

　出産後3日目の夜，A様のお部屋から赤ちゃんの泣き声が聞こえ続けたため助産師が訪室すると，A様はじっと赤ちゃんを見つめていました。

　　助産師：赤ちゃんの泣き声が聞こえたので，お部屋に入らせていただきました。何か
　　　　　困ったことなどありますか？
　　A様：ああ……。別に（と言って，赤ちゃんを見つめている）。
　　助産師：赤ちゃんに，おっぱいをあげてみましょうか？
　　A様：はい……（授乳し始めようとする）。
　　助産師：すごく母乳がよく出ていますね。赤ちゃんもごくごく飲んでいますよ。
　　Aさま：はぁ。
　　助産師：もし，困ったことがあればすぐナースコールしてください。例えば，赤ちゃ
　　　　　んが泣きやまなくて困ったとか，授乳がうまくできないとか。明日はご退院ですか
　　　　　らね，自宅に帰ってからも困らないように，何でも聞いてください。
　　A様：わかりました。

　助産師は，A様に対して口数の少ない方だなぁという印象を持ちましたが，授乳手技やおむつ交換の手技に全く問題がなかったため，特に気に留めていませんでした。退院から1週間後，A様の実父母から産科病棟に電話がありました。

　　A様実母：明日の母乳外来なのですが，私が連れて行ってもよろしいでしょうか？
　　助産師：A様ご自身はどうかなされたのですか？
　　A様実母：実は……，Aが昨日から帰って来ないんです。退院してからしばらくは
　　　　　家に居たんですが……。どこへ行ってしまったのか，いつ帰ってくるのかも分から
　　　　　ないんです。
　　助産師：赤ちゃんはどうされたんですか？
　　A様実母：私たち夫婦が育てているような状況です。夜も，泣いたら起きてミルク
　　　　　を飲ませています。
　　助産師：そうでしたか……。ひとまず，明日の母乳外来には，実母さんが赤ちゃんを
　　　　　連れてきてください。詳しいお話はそこでおうかがいします。
　　（翌日の母乳外来へ，実父母が赤ちゃんを連れてやってきました）
　　助産師：赤ちゃんの体重を測ったりしながら，退院後のA様のご様子など，もっと

詳しく教えていただけますでしょうか。
A様実母：Aは，妊娠した時から生むことを迷っていました。でも，私たちはせっかく授かった命だからと出産を後押ししたんです。実際，生んだ直後は自分で育てたいと言っていましたし，私たちがいない時には授乳をしたりおむつを替えたりしていたんですよ。でも，退院したら，段々と赤ちゃんのお世話をしなくなりました。名前すらまだ考えていなんです。数日前は，本当は生みたくなかったんだ，と私たちに怒鳴りました。赤ちゃんの顔もみようとはしなくなり，ついに一昨日から帰らなくなりました。私達は，この先どうしたらよいのか……。

　退院直後から，母親がネグレクトを行なっている事例です。赤ちゃんは母親の実父母から養育を受けられているものの，早急に社会資源の導入や特別養子縁組の提案（第8章参照）等の介入が必要と思われます。ボンディング障害は妊娠期間中から見られています。この事例では，産褥入院期間中に関わった助産師は，A様の様子に危機感を持つことはありませんでした。しかし，思い起こせば，夜間赤ちゃんが泣いた時に赤ちゃんをみつめていた時，「なんで生んでしまったんだろう」「生まなければよかった」等の感情があったかもしれません。母親と赤ちゃんの相互作用や，母親の心情について，もっと気を配って観察していれば，赤ちゃんへのボンディング障害がより早期に発見でき，退院前に何等かの介入ができていたかもしれませんし，母乳外来で実母から語られたような深刻な状況まで発展しなかったかもしれません。
　続いて，上の子どもへの虐待に出会う事例について紹介したいと思います。

②事例　「上の子どもへの虐待」
　B様は35歳の経産婦です。パートナーは会社員で，単身赴任中。実家・義父母実家とも遠方です。1人目の子どもは2歳です。

　　（助産師が1カ月健診後のB様と話しています）
　B様：ちょっとご相談したいことがあるんです……。実は，上の子どもについ当たってしまって……
　助産師：上のお子さまに対して，つい当たってしまうといいますと？
　B様：上の子どもは今2歳なのですが，何を言っても聞いてくれないんです……。私も，出産したばかりで体力も落ちているし，夜の授乳で寝不足だし，疲れてしまって……。イライラすると，つい上の子に当たってしまうんです……。ひどい時は，何度も叩いてしまっていたり，大声で怒鳴ってしまったり……。上の子は，生まれたときはかわいいと思っていましたが，いまはとてもそんな感情になれず……・むしろウザイと感じてしまいます。どこかに消えていってしまいたいような感じです。

助産師：なるほど，それから？

B様：上の子を怒った後は，とても後悔するんです。でも，この2週間は毎日のように叩いてしまったり，怒鳴ってしまったり。これから，徐々にエスカレートしていくんじゃないかって，私自身が怖くなってしまって。

助産師：なるほど，上のお子様が2歳という大変な時期で，大声で怒鳴ってしまったり，何度も叩いてしまうことが，この2週間は毎日のようにあるのですね。

B様：はい……。出産前はこんなではなかったのに。毎日が泣きたくなります。

助産師：出産前のイメージと違って大変で，泣きたいようなお気持ちなんですね。産後の体調回復もままならない時期に，寝不足もあって大変でしょう。

B様：はい……主人は単身赴任だし，実家も遠いから，頼れる人もいなくて。

この事例では，上のお子様への虐待が見られますが，母親自身が追い詰められている状況があり，社会資源の導入で状況改善が望めます。関わる助産師としてできることは，行政と連携し，今後の対応を含めた支援計画について話し合いを設け，早急に社会資源が導入されるよう働きかけることでしょう。子どもへの虐待程度によっては，要保護児童地域対策協議会（後述）開催の必要もあり，その場合には助産師等の医療者も参加対象となります。

（4）評価方法

日本において，平成12年（2000年）に報告された「健やか親子21」では，「乳幼児虐待を早期発見できる地域保健・地域医療の現場や保育所等での体制整備も急がれるところであり，保健所・市町村保健センター等では，これまで明確になっていなかった児童虐待対策を母子保健の主要事業の一つとして明確に位置づけ，積極的な活動を展開する。」とされました（佐藤，2002; p. 4）。つまり，児童虐待の予防や早期発見，援助の中心部分を担っているのは保健師だと言えます。そこで，まずは保健師が実際にどのように児童虐待の評価を行っているかについて，平成14年に発表された「子ども虐待予防のための保健師活動マニュアル」（佐藤，2002）に基づいて見てみましょう。このマニュアルでは，虐待か否かの判断は，クロかシロかというようにはっきり判断がされなければ援助が始められないというものではなく，誰でもどの職種でも判断できるが，複数の「目」で判断することが望ましいとしています（p. 19）。また，別の言い方として，虐待を判断する人は誰でもよいが，クロかシロかというような問題ではなく，「何かおかしい」と疑いを持ち援助を開始することが重要だとしています（p. 40）。他にも，重要なことは，「虐待か否か」ではなく子どもに何が起こっているかの判断であるとしています（p. 20）。そして，これらの情報が集まることで，虐待の判断がしやすくなるとしています（p. 40）。これらをまとめると，保健師の立場としては，虐待か否かの判断ではなく，「何かおかしい」といっ

た気付きを重視していると解釈できます。そして，その「何かおかしい」といった部分に関連した問題に対する支援から虐待予防につなげていくというスタンスがあるようです。この気付きの機会としては，妊娠届出時や新生児訪問，家庭訪問，乳幼児健診が挙げられています。また，「何かおかしい」の評価指標の一つとして，日本産婦人科医会の「妊娠等について悩まれている方のための相談援助事業連携マニュアル」で紹介されている3つの質問票（エジンバラ産後うつ病質問票（Edinburgh Postnatal Depression Scale〔EPDS〕: Cox, Holden, & Sagovsky, 1987; 岡野ら，1996），九州大学病院児童精神医学研究室が作っている育児支援チェックリスト，赤ちゃんへの気持ち質問票（Yoshida, Yamashita, Conroy, Marks, & Kumar, 2012）を使用している自治体もあります。しかし，これらの評価指標はすべて虐待の評価をするものではありません。残念ながら，保健師による虐待評価として明確な基準はないというのが現状です。

　児童虐待防止法ではしつけと捉えられるような養育態度（虐待的養育態度）であっても，子どもにとって良くない影響があることは明らかです（Gershoff, 2002）。ですから，子どもの健康や安全への影響を考えた場合，児童虐待防止法ではしつけと捉えられるような養育態度（虐待的養育態度）も支援対象と捉える必要があるといえるでしょう。しかし，だからといって児童虐待か否かを捉える必要がないかというと，そうではないと考えられます。なぜなら，支援の目的が曖昧になり，支援効果に関する評価もしにくいためです。虐待への介入を効果的に実施するためには，虐待か否かの判断は必要なのではないでしょうか。ここからは，このスタンスで述べたいと思います。

　児童虐待か否かの判断をするためには，養育者に虐待的養育態度があるかどうかを確認する必要があります。周産期医療の場において，新生児への虐待的養育態度の有無を捉えるためには，対象（産婦，パートナー等）の様子を観察すること，また直接聞いてみることで把握できるはずです。そのためには，まず各スタッフがその可能性を頭の片隅に置きながら日常の観察やケアを実践していくことが重要です。関わった対象に少しでも気になる言動があったら，より詳しい状況や対象の心情について注意深く情報を得ることが重要でしょう。

　医療者がまず抱く疑問として「虐待のことだなんて，聞くのは失礼じゃないかしら？」「聞いたところで，正直に答えてくれるかしら？」といった点があるのではないでしょうか。では，実際どのように情報を得ることができるか考えてみましょう。対象は，かならずしも自発的に「実は，子どもを叩いてしまう……」「子どもにイライラして怒鳴ってしまう」と言ってくれるわけではありません。私たちが日常のケアの中でできる声かけの例を次に見てください。

　　「お子さまを育てていらして，大変なこともたくさんあると思います。時々，イライラして子どもに当たってしまうという親御さんはいらっしゃいますが，○○様はいか

表6-1 新生児虐待の評価方法

評価方法と開発年	開発者（翻訳者）	項目数	備考
Conflict Tactics Scale 1 (CTS 1) (1997)	Straus（北村俊則）	19	構成概念；思考性（Reasoning），心理的攻撃（Psychological Aggression），身体的攻撃（Physical Assault） 項目例： ・赤ちゃんをののしったりした． ・不機嫌に黙り込んでしまい，赤ちゃんの反応を無視した ・赤ちゃんに対し怒鳴った ・物でたたいたり，物でたたこうとした ・赤ちゃんを何度もなぐった
Conflict Tactics Scale Parent-Child (CTSPC) (1998)	Straus, Hamby, Finkelhor, Moore, & Runyan（馬場香里）	35	構成概念；しつけ（Nonviolent Discipline），心理的攻撃（Psychological Aggression），身体的攻撃（Physical Assault），ネグレクト（Neglect），性的虐待（Sexual Abuse） 項目例： ・子どもをゆさぶった ・子どもがやってはいけないことをした時，別の物を与えて気をそらせた ・子どもに向かって怒鳴った，または叫んだり大声をあげた ・子どもの手や腕，足を平手でたたいた ・誰か大人が一緒にいてあげなければならないと考えはしたが，子どもを家に1人にした ・子どもに必要な栄養を十分に与えられなかった ・過去1年間に，あなたの子どもは大人や年上の子どもからセックスを強要されたことはありましたか（家族，または家族以外の人を含みます）

がですか？」

「そのようにおっしゃる方も大勢いらっしゃいます。○○様もとても苦労なさっているようですね。お子さまに対して，腹立たしく思うことも当然あるでしょう。そんな時はどうやってやり過ごしているんですか？」

このように，一般的なこととして誰にでも起こりうることだという前提を与え，直接的な表現（例えば，虐待，叩く）ではなく，やや柔らかい表現を使うと，対象が話し始めることがあります。ただし，そのためには対象との信頼関係が前提となります。信頼関係を築くためには，継続した担当者がいることも大切ですが，現場でそれが難しい場合には，その日の担当者がじっくりと対象の話に傾聴し共感的態度で接していくことが重要です（北村，2013b）。

そうした虐待的養育態度を観察する補助的な手段として，複数の測定用具（自己記入式質問紙）が開発されています（表6-1）。こうした測定用具では，子どもに対する養育者の虐待的養育態度を養育者の虐待的養育態度の頻度について，養育者自身に記入してもらいます。特に，Conflict Tactics Scale 1 (CTS 1: Straus & Hamby, 1997) は，新生児期から使用例があり（Matsunaga, Takauma, Tada, & Kitamura, 2017; Ohashi, Sakanashi, Tanaka, & Kitamura, 2016; 馬場，片岡，2017a），周産期において利用することが可能と言えます。Conflict Tactics Scale Parent-Child（CTSPC: Straus et al., 1998）は，その項目内容から，少なくとも乳児期以降（1歳以上）の子どもを育てる養育者でないと回答しにくい項目がありますが，CTS1にはないネグレクトや性的虐待に関する項目が含まれています。対象の特性を踏まえて，これらの測定用具の利用の適切性について検討しましょう。また，これらはあくまでも対象を理解するための補助として捉え，これだけで虐待か否かを判断することのないようにしましょう。

（5）発生要因

日本においては，日本小児科学会，子ども家庭総合研究所，日本助産師会，日本看護協会等の周産期に関わる組織によって，虐待する保護者や被虐待児の特徴（日本小児科学会，2014），保護者側のリスク要因・子ども側のリスク要因・養育環境のリスク要因（日本子ども家庭総合研究所，2009），虐待のハイリスク要因と妊娠期のチェック項目（日本助産師会，2004; 日本看護協会，2003）等が提示されています。これらの提示を概観するだけでも，虐待に影響し得るリスクファクターの多様性が明らかといえます。そこで，ここでは児童虐待（特に新生児や乳児への虐待）のリスクファクターを報告する複数のコホート研究や症例対照研究についてまとめました。ここでは危険因子について調整済みオッズ比でその程度を示します。これは，その危険要因がない者に比較して危険要因を持っている者が何倍虐待の可能性があるかの指標です。例えば，父母の被虐待歴の調整済みオッズ比が3.70というのは，もし子どもの親自身が子どもの頃に虐待を受けていれば，子どもの頃に虐待を受けたことのない親に比べて，わが子を虐待する可能性が3.7倍あるということです。

Dixon, Browne, and Hamilton-Giachritsis (2005) は，英国において1995年から1998年に出生した約4,000名の児について13ヵ月追跡し，身体的虐待・性的虐待が認められた135世帯と関連する因子について多数の要因[注1]について比較分析しました。そのうち虐待と有意の関連を示したのは，父母の被虐待歴（調整済みオッズ比＝3.7），父母いずれかが若年（調整済みオッズ比＝3.9），貧困（調整済みオッズ比＝7.8），父母いずれかが精神疾患あ

注1） 父母の被虐待歴，分娩時合併症/母子分離，父母いずれかの若年（21歳未満），父母いずれかが血縁でない，双胎あるいは18ヵ月未満の妊娠間隔，児の心身の障害，孤立感，貧困，父母いずれかが精神疾患/うつ病治療歴あり，薬物/・アルコール依存，低出生体重児・早産児，未婚，暴力的な大人の存在，父母いずれかの児への無関心

るいはうつ病治療歴がある（調整済みオッズ比＝3.3），未婚（調整済みオッズ比＝4.4），暴力的な大人の存在（調整済みオッズ比＝5.1）だと報告しています。

Benedict, White, & Cornely（1985）は，2年間に身体的虐待を受けた5歳未満の児童約500名を症例群とし，マッチングさせた対照群と出生時の状況について比較分析し，低出生体重児（調整済みオッズ比＝2.0）や在胎週数32週未満が症例群に多い（調整済みオッズ比＝2.6）と報告しています。

Wu et al.（2004）は，1996年にフロリダで出生した約19万人のゼロ歳児について，児童保護局から虐待との判断を受けた児を症例群をそうでない児を対照群として15の要因[注2]について比較を行いました。調整済みオッズ比が有意でかつ2.0以上であったのは，妊娠中の母の喫煙（調整済みオッズ比＝2.8），同胞の数が2人以上（調整済みオッズ比＝2.7），低所得者のための医療保障を受けている（調整済みオッズ比＝2.1），未婚（調整済みオッズ比＝2.0），低出生体重児（調整済みオッズ比＝2.0）でした。

Gessner, Moore, Hamilton, and Muth（2004）は，1994年から2000年にアラスカで出生した約7万人のゼロ歳児について，児童保護局から身体的虐待との判断を受けた児325名を症例群とそうでない児を対照群として7つの因子[注3]について比較分析し，有意に虐待と関連していたのは，母高卒未満（調整済みオッズ比＝1.8），父高卒未満（調整済みオッズ比＝1.6），母未婚（調整済みオッズ比＝2.3），妊娠中の母のアルコール摂取・喫煙（調整済みオッズ比＝1.7），低出生体重児（調整済みオッズ比＝2.0），多胎（調整済みオッズ比＝2.7）だったと報告しています。

Stiffman, Schnitzer, Adam, Kruse, and Ewigman（2002）は，1992年から1994年にミズーリ州で虐待死した5歳未満175名を症例群，5歳未満の自然死296名を対照群として13の要因[注4]について比較分析し，虐待と有意の関連を示したものは，男児（調整済みオッズ比＝1.7），アフリカ系アメリカ人（調整済みオッズ比＝1.8），死亡年齢2歳（調整済みオッズ比＝2.3），児の出生順3番目以降（調整済みオッズ比＝2.2），母高卒未満（調整済みオッズ比＝1.7），母未婚（調整済みオッズ比＝1.8），妊娠中の初回訪問（受診）時期が妊娠5カ月以降（調整済みオッズ比＝1.7），継父母と同居（調整済みオッズ比＝5.0），家族構成として児と血縁でない大人と同居（調整済みオッズ比＝10.3），5歳未満の同胞あり（調整済みオッズ比＝3.1），過去の虐待歴（調整済みオッズ比＝7.1）でした。

Windham et al.（2004）は，ハワイにてFamily Stress Checklist（Kempe, 1976）によっ

注2） 妊娠中の母の喫煙，同胞の数，低所得者のための医療保障を受けている，婚姻，低出生体重児，妊婦健診受診，Healthy Start prenatal risk screen score（虐待リスクスクリーニングスコア），母の年齢，妊娠間隔，過去の異常妊娠歴，人種，母子プログラムの参加，児の性別，同胞数

注3） 父母の学歴，婚姻，妊娠中の母のアルコール摂取・喫煙，低出生体重児，多胎，母年齢，母人種

注4） 児の性別，児の人種，死亡年齢，低所得者のための医療保障を受けている，児の出生順，母親の出産年齢，母の学歴，母の婚姻，妊娠中の初回訪問（受診）時期，家族構成，5歳未満の同胞有無，過去の虐待歴，居住地域

て児への虐待リスクありと判定された約600世帯について,児が3歳になるまでの身体的虐待(Conflict Tactics Scale Parent Child: CTSPC; Straus, 1998によって測定)を指標とした場合,アウトカムとの関連が有意であったのは,母親の抑うつ(調整済みオッズ比=3.7),父母間のDV(母のみの被害,または父母とも)(調整済みオッズ比=6.4), small for gestational age(SGA)児(調整済みオッズ比=5.8)でした。

以上のように,これらの研究の多くは,養育者の(特に母親の)社会的特性(年齢,婚姻,貧困)や精神面(精神疾患やうつ病治療歴,抑うつ,被虐待歴,嗜癖),産科特性(妊娠中の喫煙,多胎),周産期異常(低出生体重児,早産),児の特性(男児,出生順,同胞数)が虐待のリスクファクターであると報告しています。しかし,これらの要素が直接虐待に影響していると解釈して良いかについては,熟慮すべきだと言えます。こうした研究のほとんどのものは横断的研究であり,どちらが原因でどちらが結果であるかの判断は困難です。また,リスク要因として挙げられたものは相互に強い関連を示すものばかりです。親の年齢が若く,教育歴が低く,未婚,年収が低い,受診行動が不良といったことは,要するに貧困であることの諸側面をみているだけでしょう。交絡の可能性を組み込んだ解析は不可欠ですが,これを考慮した研究は少ないのが現状です。

また,貧困が児童虐待の原因だと即断することも慎重でなければいけません。貧困家庭において児童虐待があれば,周囲も気づきやすく,児童保護局(日本であれば児童相談所)への通報は容易に行なわれるでしょう。しかし,同じような児童虐待が大変裕福な家庭で行なわれた場合,通報の可能性は低くなります。こうした選択バイアスも十分考慮しないと,一群の親に対する偏見を助長することになりかねません。この点は,社会的な偏見を避ける上でも重要なポイントとなるでしょう。例えば,児が男児だから虐待に発展するかと言うとそうではなく,むしろ母親が男児を育てることの背景に何があるのかを探る必要があるのではないでしょうか。また,精神疾患が虐待の要因になることはあり得るかもしれませんが,精神疾患といっても様々であり,精神疾患の中でどの部分が虐待に影響しているのかを考える必要があります。今後,虐待のリスクを捉えるためには,表面的な要素だけに着目するのではなく,養育者のパーソナリティや心理内面にも着目していく必要があるでしょう。

近年では,子どもの泣きと乳児への虐待の因果関係が示されています。Reijneveld, van der Wal, Brugman, Sing, and Verloove-Vanhorick(2004)は,約3000名の乳児(生後1～6カ月)の泣きと乳児への虐待の関連に関する調査により,1カ月では2%,3カ月では4%,6カ月では6%の養育者が泣き止ませるために一度は虐待的行動(窒息,叩く,揺さぶる)をしており,それらの虐待者のうち,子どもが過度に泣くと感じている者の調整済みオッズ比は2.63,泣くことへの不安がある者の調整済みオッズ比は3.05と報告しています。この点について,乳児の泣きのピークがSBSや虐待による頭部外傷のピークとなる月齢の一致に関するという実証研究(Lee, Barr, Catherine, & Wicks, 2007)があり,乳児の泣き

への養育者の認知，さらにはそのような認知の背後にあるパーソナリティの特徴が，乳児虐待のリスクファクターになり得ることが示唆されます。

（6）ボンディング障害との関係性

近年の研究では，ボンディング障害と新生児虐待の因果関係について報告されたものが複数あります。先の事例1でも取り上げましたが，新生児虐待の背景にボンディング障害があるケースは臨床場面では少なくありません。

Matsunaga, Takauma, Tada, and Kitamura（2017）は，岡山県内の5つの産科医療施設で出産した母親（n＝723）を対象に，縦断的に2回（産後5日目，及び産後1カ月目）にMother-to-Infant Bonding Scale（MIBS: Yoshida et al., 2012）への回答を得て，Two-Stepクラスター分析を実施したところ，ボンディング障害が「正常ボンディング群」と「病理的ボンディング群」の2群に分類されたと報告しています。そして，Conflict Tactics Scale 1（CTS 1: Straus, 1997）の心理的虐待を意味する下位尺度得点，および抑うつ状態を示すEPDS得点について，2群間の平均値の比較を行ったところ，病理的ボンディング群の方が有意に心理的虐待及びEPDS得点が高値を示していました。つまりこの論文からは，ボンディング障害には介入を要する病理的ボンディング群の存在が明らかとなり，さらに病理的ボンディング群には，心理的虐待や抑うつ状態が併存する可能性が示唆されています。

2つ目に，Ohashi, Sakanashi, Tanaka, and Kitamura.（2016）は，熊本県内の18の産科医療施設に通院する産婦（n＝252）を対象に，縦断的に3回（妊娠期，産後5日目，及び産後1カ月目），妊娠への気持ち，胎児へのボンディングを示すMaternal Antenatal Attachment Scale（MAAS: Condon, 1993），出生児へのボンディングを示すPostnatal Bonding Questionnaire（PBQ: Brockington et al., 2001; 2006），抑うつ状態を示すEPDS，出生児への虐待を示すCTS 1について回答を得て，これから共分散構造分析を実施しました。その結果，今回の妊娠への気持ちが否定的であることが胎児へのボンディング障害，及び産後5日目の抑うつを予測していました。さらに，産後1カ月目の母親の子どもへの心理的虐待を予測したのは，産後5日目の抑うつではなく，産後5日目のボンディング障害でした。産後1カ月時点だけでみると母親の抑うつ，ボンディング障害，心理的虐待の3者間には，それぞれ有意な相関もみられていました。つまり，従来指摘されていた抑うつと虐待的育児行動の関連は，ボンディング障害と抑うつの間に存在する相関関係によって生ずる交絡の結果，つまり見かけ上の相関であることが明らかになったのです。言葉を換えれば，うつ病は児童虐待の危険因子ではなく，むしろボンディング障害のほうが，危険要因である可能性が高いのです。これはかつてKitamura, Takauma, Tada, Yoshida, and Nakano（2004）が報告した単純な重回帰分析による報告の結論と一致しています。ただし，Ohashi et al.（2016）のモデルにおいて，心理的虐待の説明率が5％であった点を考慮する

と，産後5日目のボンディング障害以外でも心理的虐待を予測する変数が何であるかの検討が必要です。

3つ目に，これまでのボンディング障害に関する研究の多くは，母親を対象としたものでしたが，父親のボンディング障害と虐待との関係性を示した研究もあります。馬場，片岡（2016; 2017a）は，東京近郊の7つの産科医療施設で出産した母親約300人とそのパートナーを対象に，縦断的に3時点（産後5日目，産後1カ月目，産後3カ月目）で，パートナーからのDV被害を示すViolence Against Women Screen（VAWS: 片岡，八重，江藤，堀内，2005），出生児へのボンディングを示すMIBS（Yoshida et al., 2012），出生児への虐待を示すCTS 1（Straus, 1997）について回答を得て，父母もモデルを多母集団同時分析を実施したところ，父母ともに妊娠期のパートナーからのDV被害ではなく，父母自身のボンディング障害が1カ月後の心理的虐待を予測していました。また，このデータの二次解析として，母親と父親のボンディングの変数と虐待（心理的虐待とネグレクト）の変数に基づくクラスター分析を実施したところ，「正常なボンディングであり，虐待も見られない父母の群」と「ボンディングが不良であり，虐待も見られる父母の群」の2群に分類されました（Baba, Kataoka, & Kitamura, 2019）。この結果から言えることは，ボンディング障害の見られる母親に出会った場合には，父親もボンディング障害がある可能性があり，さらにその家庭には虐待の可能性があるということです。言い換えると，母親の虐待を疑った場合には，同時に父親の虐待も視野に入れて支援が必要だといえるでしょう。

まとめると，母親のみならず，父親のボンディング障害については，新生児虐待予防の観点からも，周産期医療の場でも重要視して観察し，介入していくことが極めて重要だといえます。

2 介入と予防

（1）新生児虐待への介入に関連する法律

新生児虐待に対応する際に重要なのは，関連する法律について熟知し，医療者が介入を行なう際に，法律の定めを理解し，遵守することです（表6-2）。まず，児童福祉法（1947年制定）第6条の三を見てみましょう。ここでは，「要保護児童」と「要支援児童」が定義されています。

> 5　この法律で，養育支援訪問事業とは，厚生労働省令で定めるところにより，乳児家庭全戸訪問事業の実施その他により把握した保護者の養育を支援することが特に必要と認められる児童（第八項に規定する要保護児童に該当するものを除く。以下「要支援児童」という。）若しくは保護者に監護させることが不適当であると認められる児童及びその保護者又は出産後の養育について出産前において支援を行うことが特に必要と

表6-2 児童虐待に関する日本の法律内容

法律（制定年）	法律での記載	まとめ
児童福祉法 (1947)	第6条の三 5 この法律で，養育支援訪問事業とは，厚生労働省令で定めるところにより，乳児家庭全戸訪問事業の実施その他により把握した保護者の養育を支援することが特に必要と認められる児童（第八項に規定する要保護児童に該当するものを除く。以下「要支援児童」という。）若しくは保護者に監護させることが不適当であると認められる児童及びその保護者又は出産後の養育について出産前において支援を行うことが特に必要と認められる妊婦（以下「特定妊婦」という。）（以下「要支援児童等」という。）に対し，その養育が適切に行われるよう，当該要支援児童等の居宅において，養育に関する相談，指導，助言その他必要な支援を行う事業をいう。 8 この法律で，小規模住居型児童養育事業とは，第二十七条第一項第三号の措置に係る児童について，厚生労働省令で定めるところにより，保護者のない児童又は保護者に監護させることが不適当であると認められる児童（以下「要保護児童」という。）の養育に関し相当の経験を有する者その他の厚生労働省令で定める者（次条第一項に規定する里親を除く。）の住居において養育を行う事業をいう。	要支援児童 　保護者の養育を支援することが特に必要と認められる児童（要保護児童を除く） 要保護児童 　保護者のない児童又は保護者に監護させることが不適当であると認められる児童 特定妊婦 　出産後の養育について出産前において支援を行うことが特に必要と認められる妊婦
	第25条 要保護児童を発見した者は，これを市町村，都道府県の設置する福祉事務所若しくは児童相談所又は児童委員を介して市町村，都道府県の設置する福祉事務所若しくは児童相談所に通告しなければならない。ただし，罪を犯した満十四歳以上の児童については，この限りでない。この場合においては，これを家庭裁判所に通告しなければならない。	要保護児童を発見した場合は，該当する機関に通告しなければならない
	第25条の二 地方公共団体は，単独で又は共同して，要保護児童の適切な保護又は要支援児童若しくは特定妊婦への適切な支援を図るため，関係機関，関係団体及び児童の福祉に関連する職務に従事する者その他の関係者により構成される要保護児童対策地域協議会を置くように努めなければならない。 協議会は，要保護児童若しくは要支援児童及びその保護者又は特定妊婦（以下「要保護児童等」という。）に関する情報その他要保護児童の適切な保護又は要支援児童若しくは特定妊婦への適切な支援を図るために必要な情報の交換を行うとともに，要保護児童等に対する支援の内容に関する協議を行うものとする。	要支援児童・要保護児童・特定妊婦に関しては，市町村が児童虐待の相談窓口となり，関係者間での情報交換や支援に関する協議を行う「要保護児童対策地域協議会（要対協）」を開催する必要がある
児童虐待の防止等に関する法律（2000）	第6条 1 児童虐待を受けたと思われる児童を発見した者は，速やかに，これを市町村，都道府県の設置する福祉事務所若しくは児童相談所又は児童委員を介して市町村，都道府県の設置する福祉事務所若しくは児童相談所に通告しなければならない。 3 刑法の秘密漏示罪の規定その他の守秘義務に関する法律の規定は，第一項の規定による通告をする義務の遵守を妨げるものと解釈してはならない	虐待を疑われる児童を発見した場合は通告の義務があり，守秘義務はその妨げにならない
	第7条 市町村，都道府県の設置する福祉事務所又は児童相談所が前条第一項の規定による通告を受けた場合においては，当該通告を受けた市町村，都道府県の設置する福祉事務所又は児童相談所の所長，所員その他の職員及び当該通告を仲介した児童委員は，その職務上知り得た事項であって当該通告をした者を特定させるものを漏らしてはならない。	通告先の福祉事務所や児童相談所には守秘義務があるため，通告者や通告内容が通告された相手に伝わることはない

表6-2 つづき

個人情報の保護に関する法律（2003）	第23条 個人情報取扱事業者は，次に掲げる場合を除くほか，あらかじめ本人の同意を得ないで，個人データを第三者に提供してはならない。 1 法令に基づく場合 2 人の生命，身体又は財産の保護のために必要がある場合であって，本人の同意を得ることが困難であるとき。 3 公衆衛生の向上又は児童の健全な育成の推進のために特に必要がある場合であって，本人の同意を得ることが困難であるとき。 4 国の機関若しくは地方公共団体又はその委託を受けた者が法令の定める事務を遂行することに対して協力する必要がある場合であって，本人の同意を得ることにより当該事務の遂行に支障を及ぼすおそれがあるとき。	児童の健全な育成の推進のために必要な場合，法令の定める事務（通告）を遂行することに対して協力する必要があり，本人の同意を得ることにより当該事務の遂行に支障を及ぼすおそれがあるときは，個人データを第三者に提供してもよい
児童福祉法（1947）	第33条 1 児童相談所長は，必要があると認めるときは，（中略）児童の安全を迅速に確保し適切な保護を図るため，又は児童の心身の状況，その置かれている環境その他の状況を把握するため，児童の一時保護を行い，又は適当な者に委託して，当該一時保護を行わせることができる 2 都道府県知事は，必要があると認めるときは，第二十七条第一項又は第二項の措置を採るに至るまで，児童の安全を迅速に確保し適切な保護を図るため，又は児童の心身の状況，その置かれている環境その他の状況を把握するため，児童相談所長をして，児童の一時保護を行わせ，又は適当な者に当該一時保護を行うことを委託させることができる。 3 前二項の規定による一時保護の期間は，当該一時保護を開始した日から二月を超えてはならない。 4 前項の規定にかかわらず，児童相談所長又は都道府県知事は，必要があると認めるときは，引き続き第一項又は第二項の規定による一時保護を行うことができる。	医療機関が虐待の疑いによって入院の必要性を判断した場合であっても，一時保護委託の適用の有無は児童相談所長が判断することとなり，児童相談所との十分な協議が必要となる

認められる妊婦（以下「特定妊婦」という。）（以下「要支援児童等」という。）に対し，その養育が適切に行われるよう，当該要支援児童等の居宅において，養育に関する相談，指導，助言その他必要な支援を行う事業をいう。（中略）
8　この法律で，小規模住居型児童養育事業とは，第二十七条第一項第三号の措置に係る児童について，厚生労働省令で定めるところにより，保護者のない児童又は保護者に監護させることが不適当であると認められる児童（以下「要保護児童」という。）の養育に関し相当の経験を有する者その他の厚生労働省令で定める者（次条第一項に規定する里親を除く。）の住居において養育を行う事業をいう。

　つまり，保護者のない児童又は保護者に監護させることが不適当であると認められる児童を「要保護児童」といい，要保護児童に該当せず，乳児家庭全戸訪問事業（こんにちは赤ちゃん事業）等により把握した保護者の養育を支援することが特に必要と認められる児童を「要支援児童」といいます。「特定妊婦」とは，出産後の養育について出産前におい

て支援を行うことが特に必要と認められる妊婦をいいます。

　妊娠中に胎児へのボンディング障害が見られたケースは，出産後の養育について出産前に支援を開始する必要性がありますから，特定妊婦に該当するでしょう。そして，そのケースが出産し，新生児へのボンディング障害が継続し養育支援の必要性が生じていれば，出生した新生児は要支援児童に該当するでしょう。さらにそのケースに虐待があり，親からの養育が不適当であると認められた場合には，新生児は要保護児童に該当するはずです。そして，児童福祉法第25条の二で定められているように，要支援児童・要保護児童・特定妊婦のケースに対しては，すべて関係機関が連携し支援するために要保護児童対策地域協議会（要対協）を開催する必要があり，私たち医療者も参加対象となっています（表6-2）。

　要保護児童を発見した場合の通告についても，児童福祉法第25条において，法律に定められた私たちの義務となっています（表6-2）。児童福祉法第25条では，「要保護児童を発見した者は，これを市町村，都道府県の設置する福祉事務所若しくは児童相談所又は児童委員を介して市町村，都道府県の設置する福祉事務所若しくは児童相談所に通告しなければならない」と定められています。つまり，私たちが要保護児童を発見した場合には，都道府県の設置する福祉事務所，または児童相談所へ通告する義務があります。東京都においては，平成16年11月の児童福祉法改正に伴う区市町村の子どもと家庭への相談体制整備として，子ども家庭支援センターが支援ネットワークの中核機関となっています（東京都福祉保健局少子社会対策部，2005）。さらに，虐待が疑われるケースを発見した場合の通告義務についても，児童虐待の防止等に関する法律（児童虐待防止法，2000年制定）第6条において定められており，通告先は児童福祉法における規定と同様となっています（表6-2）。

　通告する上で重要なのは，児童虐待防止法第6条3「刑法の秘密漏示罪の規定その他の守秘義務に関する法律の規定は，第一項の規定による通告をする義務の遵守を妨げるものと解釈してはならない」の部分であり，守秘義務に関する法律の規定はこの通告義務の遵守を妨げるものと解釈してはいけません。この部分について，「もし通告が誤りだったらどうしよう」という不安を感じるでしょう。これについては，個人情報の保護に関する法律（個人情報保護法，2003年制定）第23条によれば，「児童の健全な育成のために必要な場合，法令の定める事務（通告）を遂行することに対して協力する必要があり，本人の同意を得ることにより当該事務の遂行に支障を及ぼすおそれがあるときは，個人データを同意なく第三者に提供してもよい」とされています（表6-2）。日本弁護士連合会子どもの権利委員会（2012）によると，「虐待の事実がないことを知りながらあえて通告した場合やそれに準ずる場合を除き，法的責任を問われることはない」とされています。また，児童虐待防止法第7条に定められているように，通告先の福祉事務所や児童相談所には守秘義務があるため，通告者や通告内容が通告された相手に伝わることはありません（表6-2）。

さらにいうと，児童虐待防止法や児童福祉法では，個人や医療機関が児童虐待であることを立証する必要性までは規定されていませんので，虐待であることを証明しようと考える必要はないと解釈できるでしょう。

　さらに，個人情報の取り扱いとして，医療・介護関係者における個人情報の適切な取り扱いのためのガイドライン（厚生労働省，2017a）によると，「同一医療機関内では，本人の同意なく情報交換できる」とされています。東京都福祉保健局（2009）の「チームで行う児童虐待対応」を参照すると，虐待かどうか判断できない，または育児困難な状況にある事例などを発見した場合は，本人の同意を得たうえで，まずは関係機関に相談，連絡するのが望ましいとされています。

　外来を受診した子どもに虐待が疑われ，医療適応以上に虐待の深刻性から自宅に帰すことが不適切と判断されるケースもあるでしょう。この場合，児童福祉法第33条の規定に基づき子どもの「委託一時保護」として対応することとなります。通常，子どもを一時保護する必要がある場合は，児童相談所の運営する一時保護所を利用することが原則となりますが，夜間発生した等の理由により，直ちに一時保護所に連れてくることが著しく困難な場合や，基本的な生活習慣が自立していないため一時保護所において行うことが適当でないと判断される乳幼児の場合，専門的な治療や検査が必要な場合等，委託一時保護が適当と判断される場合があります（厚生労働省，2017b;厚生労働省，2017g）。この委託一時保護の先として，警察署，医療機関，児童福祉施設，里親その他適当な者（児童委員，その子どもが通っている保育所の保育士，学校の教員など）があり，この場合，受理会議等で慎重に検討され決定されます（厚生労働省，2017b）。一時保護の期間としては，児童福祉法第33条によると2カ月を超えてはならないとされていますが，児童相談所長または都道府県知事等が必要であると認める場合には延長される場合もあります。ただし，医療機関等での委託一時保護の場合，特に子どもの福祉を図る上で必要と思われる場合等を除き必要最小限度の期間とし，速やかに他の援助等を行うこととされています（厚生労働省，2017b）。厚生労働省によると，子どもの一時保護の目的とは，「子どもの生命の安全を確保することである。単に生命の危険にとどまらず，現在の環境におくことが子どものウェルビーイング（子どもの権利の尊重・自己実現）にとって明らかに看過できないと判断されるときは，まず一時保護を行うべきである」とされています（厚生労働省，2017g）。また，委託一時保護，および一時保護は行政処分であり，処分権者（都道府県知事または児童相談所長）の解除を要件とするため，保護者が強く子どもの引取りを求めても委託一時保護受託者の判断で家庭に戻すことはできないことを徹底しなければなりません。また，一時保護所にいる子どもは，学校や保育所等に通うことはできず，自分の意思で外出することは原則としてできません。一時保護期間は2カ月を最長と定められていますが，一時保護後，親元に帰れない，措置先（乳児院，児童養護施設等の児童福祉施設，里親等）が見つからない子どもについては，1年以上一時保護所に滞在するケースもあり，社会問題となってい

ます。

（2）臨床現場にて

　ここでは，実際に周産期医療の場でケースに出会った際，どのように支援するのが望ましいかについて事例で示したいと思います（ボンディング障害の治療については第7章，ボンディング障害の対象児の保護については第8章参照）。

　①事例「ボンディング障害・新生児虐待ケースへの支援」
　Ｃ様は29歳の初産婦で，妊娠28週で切迫早産のため入院。夫は35歳，会社員。実父母は隣町に住んでおり協力的，舅姑との関係性はあまり良くない。切迫早産のため，Ｃ様が産科病棟に入院時の問診で，Ｃ様が話し始めました。

　　Ｃ様：主人には早く治せといわれました。私が動きすぎたのが悪いみたいですね。お義父さんとお義母さんからも叱られたようです。
　　助産師：叱られるといいますと？
　　Ｃ様：主人と同じようなことをいっているみたいです。こうなったのは全部私のせいなんですよ。赤ちゃんも，男の子じゃないから弱いんだともいっていたみたいです。
　　助産師：切迫早産が胎児の性別で差があるというのは，聞いたことがありません。ただ，そのようにいわれてどう感じましたか？
　　Ｃ様：女の子じゃなくて，男の子だったらもっと大切に思ってくれたのかな……と思います。私が妊娠したって伝えた時，主人も義父母も喜んでいました。でも，女の子だって分かったら，突然冷たくなったような気がします。だから，私もこの子のことをあまりかわいいとは思えなくて。主人なんて，エコーの写真を見ようともしません。
　　助産師：性別が男の子だったら，ご主人にも義理のお父さんやお母さんにももっと大切にされたのではと思うのですね。

その数日後，助産師はＣ様のお部屋を訪室しました。

　　助産師：ご入院された時から気になっていたんですが，ご主人は自宅でどんな様子だったんですか？　妊婦さんで，時々ご主人から嫌なことをいわれていたり，されていたり，お金や交友関係を管理されていたりする方がいらっしゃるので，心配になりました。
　　Ｃ様：他にもいるんですね。私は，付き合っている頃から割と束縛されているような感じで，結婚してからは亭主関白なんだなって思っていました。でも，妊娠中に体

を労ってもらえないような感じがして。実は，入院する直前あたりでは，時々怒鳴られたり，ひどい時には物に当たって壁に穴があいたこともありました。それを見た時，自分にも向いてくるんじゃないかと怖くなりました。
助産師：よくお話してくださいましたね。ドメスティック・バイオレンスとかDVとかって聞いたことはありますか？
C様：はい……もしかしたら，自分もそうなんじゃないかって思っていました。
助産師：このことについて，誰かに相談したことはありましたか？
C様：いいえ。自分ではそんなに大変なことって感覚はなかったのと，あまり人にいいたくはなかったので……。できれば誰にもいわないで欲しいんですが……。
助産師：C様のお気持ちはよく分かります。あまり知られたくないですよね。ただ，私としてはC様や赤ちゃんの安全が第一だと思います。安全を守るために，サポートさせていただきたいのですが，私個人ではできる範囲も限られてしまいます。専門的に，最も安全にサポートするためにも，私だけではなくて，この病棟の師長や地域の保健師さんにも状況だけでも伝えてサポート体制を整えたいのですが，どうでしょうか？
C様：それで，主人や近所の方に何か伝わってしまうことはないんでしょうか？
助産師：それは決してありません。私たちには守秘義務がありますから，C様のサポートチーム以外に情報が漏れる心配は決してありません。
C様：それを聞いて安心しました。

　夫からC様へのDVが明らかとなりました。父母のボンディング障害，DVのある家庭であることから，C様は特定妊婦であると考えられます。
　1週間後，病院の会議室にて，要保護児童対策地域協議会（要対協）のケース会議が開催されました。参加者は，担当助産師，保健師，子ども家庭支援センター相談員です。

保健師：児童福祉法第25条に基づき，C様の事例に関しまして，要保護児童対策地域協議会の第1回目を開催いたします。司会は，○市保健師の△が務めさせていただきます。参加いただいたのは，○市子ども家庭支援センター相談員の□□様，○○病院助産師の△△様です。まず，この事例について情報提供をいただいた○○病院助産師の△△様より，事例に関する速報をご説明いただきたいと思います。
助産師：（詳細の説明）
保健師：先ほど，C様のお部屋にお伺いしました。ご入院中の現在は，安全な環境だと安心できるとおっしゃっていました。心配なのは退院後ですから，ご自宅に帰ってから私が担当保健師であり，ご自宅への訪問や社会資源の調整，ご主人からのDVがあった場合の支援についてサポートさせていただきたい旨をお伝えし，連絡

先をお伝えしました。

<<中略>>

保健師：C様の抱える問題としては，ご主人からのDV，ご主人の胎児へのボンディング障害，ご本人のボンディング障害，舅姑との関係性不良，そして医療的には切迫早産があがりました。今後の計画としては，病院では切迫早産への医療提供とご本人・ご主人のボンディング障害に対する介入，舅姑との関係やご主人からのDVに関する情報収集を行なっていただきます。DV被害時に備えた準備に関する本人への情報提供として，例えば医師から夫への里帰りの提案，サポートの求め方，どんな時にサポートが必要かの判断方法，被害者支援・母子支援を担う連絡先，味方になってくれる方の検討，避難する場合の準備，大切な連絡先の控え方等をご本人と相談してください。DV被害への対応に関する院内のマニュアルはどうなっていますか。例えば，組織的対応が可能なように外来・病棟の連携強化，プライマリー医師と看護師の配置，緊急時の連絡先の明記等の準備を行なっていただきたいと思います。行政としてはDV発生時の避難先の検討を行ないます。避難場所として機能する公的施設，民間施設を検討し，わかり次第情報共有しましょう。赤ちゃんが生まれてからの虐待予防も考慮して，退院後はできるだけ早期に家庭訪問を予定します。病院からは，退院の目処が立ち次第行政へご連絡いただく，という計画でいきましょう。次回，第2回目の要保護児童対策地域協議会は，分娩後の産褥入院中に開催いたします。赤ちゃんが生まれたらご連絡ください。次回は，それぞれの支援者から新たな情報提供をいただき，これらの計画の評価について行い，支援の修正をしていきます。

　要保護児童対策地域協議会では，多職種が集まることで，事例の状況把握とともにそれぞれの専門的立場から有効な支援を計画し実践します。要保護児童対策地域協議会は定期的に開催され，支援内容を評価修正します。多職種の連携では，まずはこのように顔を合わせることも，支援を円滑に行うための重要なポイントとなります。

　C様は妊娠36週に経腟分娩となりました。出生直後，新生児には外表奇形があることが分かりました。児にその他の異常はなく，数日後より母児同室が可能な状態となりました。しかし，C様の夫は児の状態を受け入れるのが困難な様子です。

C様：同室だなんて……私にできるかしら。周りのお母さん達にも，今後どんな目で見られるか，それが不安です。
助産師：いよいよ同室で，不安もありますね。赤ちゃんに対するお気持ちはいかがですか？

C様：正直なところ，産む前はそんなにかわいいとは思えませんでした。でも，こうして抱いてみて，おっぱいもでるようになると，段々とかわいいって思えるようになってきました。

助産師：ご主人はどんな反応をされていますか？

C様：主人は，「こんな子は俺の子どもじゃない」といって赤ちゃんを見ようとも抱こうともしません。正常に産めなかった私を責めています……。私が妊娠中に何かしてしまったんでしょうか？昨日は，養子のことを調べてきたので，さすがに喧嘩になりました。義父母も同意見だって……。この子を守れるのは，私しかいないなって思いました。

助産師：ご主人からは責められてしまって，妊娠中に何かしてしまったのかというお気持ちなんですね。ですが，今回のことと，ご妊娠中の過ごし方には関連がありませんよ。C様がお子さんをかわいいと思ってお世話を開始している中，義両親様とご主人に養子の提案までされて，それは不愉快でしたね……。

産後4日目に○○病院の会議室にて，要対協の緊急会議が開催されました。参加者は，助産師，保健師，子ども家庭支援センター相談員です。

保健師：児童福祉法第25条に基づき，C様の事例に関しまして，第2回目要保護児童対策地域協議会を開催いたします。

助産師：(詳細説明) DV被害時の避難準備についてはご説明し，ご理解を得ています。また，院内でのマニュアル準備も完了しました。赤ちゃんは早産児のため，通常よりも2週間ほど入院期間の延長が予想されます。

保健師：先ほど，C様のお部屋にお伺いしました。ご主人の様子をうかがうと，赤ちゃんから目をそらしたり，こんな子どもがいるせいで，自分の人生は最悪だといったりしているようですね。C様は，産後2カ月間は実家に帰り，実父母の援助を受けながら赤ちゃんを育てていくというご意志があるようです。DV被害時の避難準備についてのご理解もありました。

<<中略>>

保健師：C様の抱える現在の問題としては，ご主人の児へのボンディング障害が第一にあります。一方でC様ご自身は，ボンディング障害が改善しているように見えます。今後の計画としては，病院では産後の一般的な医療提供と母乳育児への支援，ご主人のボンディング障害に対する介入，義父母との関係やご主人からのDVに関する情報収集を引き続き行なっていただく。行政としてはDV発生時の避難先として民間シェルターを想定し連携しております。また新生児への虐待予防も考慮し退院から数日以内に，早期の家庭訪問の予定を立てます。次回，第3回目の要保

護児童対策地域協議会は，1カ月健診終了後のX月X日に予定します。皆様のご都合はいかがですか？それ以前の状況変化があれば再度緊急会議を開催いたします。

　夫のボンディング障害（「こんな子は俺の子どもじゃない」といって赤ちゃんを見ようとも抱こうともしない）があり，心理的虐待とも取れる児への好ましくない態度（目をそらす，子どものせいで人生最悪だと発言する）を引き起こしています。今後，これらの状況が続いていくことは，子どもの健やかな成長発達に望ましくない影響を与える可能性があります。C様がもしも自宅に帰ることになれば，夫からのDVの再発や児への虐待の悪化も危険もあります。以上の理由から，要保護児童対策地域協議会を定期的に開催し，支援内容を評価修正することで，多職種からの支援を有効に提供していく必要があります。

　ここでは，新生児虐待への介入と予防を実施する上で必要な知識について，法律に基づいて解説を行いました。さらに介入と予防の実施に必要な技法について，3つの事例を展開し，ご紹介しました。周産期医療の場においても，このような事例には十分出会う可能性があり，また虐待事例への介入や予防は私たちの義務であることがイメージできたでしょうか。また，事例にて提供しましたように，虐待に関連した介入を必要とするケースは，母子単位だけではなく，家族単位での支援が必要な場合が非常に多くあります。個人や単独組織からの支援ではなく，多職種や多組織が連携した介入が有効となります。その場合，要保護児童対策地域協議会のように，多職種が顔の見える連携をすることで，より密な継続した支援を有効に提供することにつながります。

第7章

周産期ボンディング障害の予防と治療

大橋　優紀子

　ボンディングのセミナーなどの場で，臨床に携わる皆様からよく聞かれる質問は，「ボンディング障害というのは治るものですか？」，「ボンディングに問題があると感じたら何をすればよいのでしょう？」，「そもそもボンディングの問題がおきないようにするにはどうすれば良いのですか？」，「多忙な臨床現場でできることは限られています。虐待が心配されるのであれば，自分たちが中途半端な対応をするのはどうかとも思ってしまうのですが…」というようなことです。本章は，これらのご質問に対する説明のつもりで書きすすめていきます。続く第8章と合わせてお読みいただくことで，どう考えればよいのか，何故簡単にはいかないのか，そして，簡単ではない中でも自分たちに実践できることについて，考える糸口をつかんでいただけるでしょう。初めにボンディング障害がまだ顕在化していない段階での予防について述べ，次にボンディング障害の事例への治療と支援の方法について述べていきます。

1　ボンディング障害の予防

　ボンディング障害の予防や治療として一般的に確立された方法はまだほとんどなく，このテーマに関する報告の多くは，低出生体重児の親やうつ病を持っている母親のようなハイリスクな母児を対象にした予防的介入によるものです。結果を短絡的にその他の妊産婦にあてはめられるものではありませんが，ハイリスクな事例は，その敏感さや脆弱性ゆえに，私たちが通常は見落としてしまう重要な事象に気づかせてくれます。一般の妊産婦に対しても，時により応用が可能でしょう。問題が表面化して慌てるのではなく，予防できるのであればそれにこしたことはありません。

（1）カンガルーケア

　早産児であっても正期産児であっても，赤ちゃんは誕生と同時に，子宮内とは全く異なる環境への適応を余儀なくされます。それは，それまで常に体感していた肌と肌の接触や，四肢のあたたかな包み込みのない環境です。出産後できるだけ早くに，skin-to-skin の状態で母親の身体の上に置いてあげることで，赤ちゃんのこのショックが緩和されます。お互いの体温や呼吸を直に感じられる母親の肌の上は，赤ちゃんにとって生理的にも環境的

にも理想的な場所であり，また生態学的には，密接した親子の関係が育まれる場所ともいえます。すでにご存知のように，この理想的な環境を，保育器に収容されている早産の赤ちゃんたちにも提供するのがカンガルーケアです（Anderson, 1999）。

　赤ちゃんたちはおむつだけを身に着けて（頭からの体温拡散を防ぐために帽子が推奨されることもあります。）親の胸の間におかれ，掛物や親の衣類の中で，親と肌と肌を接触させた状態で長時間過ごすのです。ここ数十年の間に，低出生体重で生まれた赤ちゃんたちの救命率が急速に上昇し，発達や行動的問題の改善もみられるようになりました。それにつれて，生理的・神経発達的な側面だけではなく，NICU（Neonatal Intensive Care Unit）でのケアが赤ちゃんや親に与える環境的・心理的な影響についても関心がもたれるようになりました。カンガルーケアを行った母親たちは，赤ちゃんとの関係性に関して大変好ましい反応を示すようになったことが多数報告されています。それらの報告によると，母親たちは，失望・喪失感・罪責感の認識が軽くなり，リラックスし，ポジティブなこともネガティブなことも含めて自分の気持ちをよりオープンに語るようになり，自分の気持ちに向き合い，ケア提供者とそれを分かち合うことができるようになりました。さらに，自己効力感や肯定感が上昇し，赤ちゃんを自宅に連れて帰ることへの自信が向上し，楽しい気分になり，赤ちゃんとの強いきずなや良好なボンディング感情を実感するようになっていました（Furman & Kennell, 2000）。

　Gathwalaらは，NICUにおいて110名の早産児を対象にした無作為化比較試験を報告しています。通常のケアを受けた対照群の母親に対し，介入群すなわちカンガルーケアグループに割り付けられた母親は，NICUにおいて少なくとも1日6時間のカンガルーケアを行い，NICUから退院後にも自宅でカンガルーケアを続けるよういわれました。介入群のカンガルーケアは平均して生後1.7日に開始され，行っていた平均時間は，1カ月目は10.2時間，2カ月目は10.0時間，3カ月目は9.0時間でした。参加した赤ちゃんたちの平均出生体重は，介入群約1.7 Kg，対照群約1.7 kgで，両群に差はみられませんでした。

　3カ月後，母親への構造化インタビューにより明らかになった結果は次のようなものです。介入群では，母親が赤ちゃんの主たるケア提供者となっていた率が高く，赤ちゃんをお風呂にいれる，おむつをかえる，一緒に眠るというような日々のケアにより多く関わっており，ケアの時間以外にも有意に長い時間赤ちゃんと一緒に過ごしていました。また介入群の母親たちは，やむを得ない理由なしに赤ちゃんを置いて外出することが少なく，赤ちゃんから大きな喜びを感じていることも分かりました。母親へのインタビュー結果を，得点化ルールに従って量的に集計した結果は（点数が良いほど母親のボンディングが良いと評価される），通常のケアのみであった対照群が8.22点だったのに対し，介入群は24.46でした。介入群の方が有意に良い得点であり，カンガルーケアは，母親のボンディングの促進に効果があることが明らかになったのです（Gathwala, Singh, & Balhara, 2008）。

　短い時間のカンガルーケアの効果も報告されています。Ahn, Lee, and Shin（2010）は，

1800g以下で生まれた10組の赤ちゃんとその母親を対象にし，NICUにおいて60分のカンガルーケアを3週間続けた効果を，23項目の母親の児に対するボンディングの得点で測定しています。比較対象は，出生齢や体重をマッチングさせた10組の母子でした。結果は，カンガルーケアを行った母親たちのボンディングの得点が，比較対象の母親に対して有意に高いというものでした（Ahn, Lee, & Shin, 2010）。短時間のカンガルーケアでもボンディングの促進に効果がある可能性を示唆する報告です。

（2）ビデオリフレクション

　日本ではあまり知られていませんが，親子の相互作用の場面をビデオに録画し，その映像を用いて親にフィードバックを行う方法は，欧米では比較的知られている相互作用ガイダンスの手法です。

　Tooten et. al.（2012）は2009年〜2012年にかけて，ビデオ映像による相互作用ガイダンスの効果を調べるための多施設共同無作為化比較試験を行いました。その結果の一部について，Hoffenkamp et. al.（2015）による興味深い論文からご紹介しましょう。研究参加条件を満たし，同意の得られた150組の夫婦（母親の6名はパートナー不在だったため，母親150人，父親144人）とその赤ちゃんたちが，無作為に75組ずつ介入群と対照群に割り付けられました。対照群の家族は，所属している病院で標準的な入院治療のみを受けました。この研究が行われたのはオランダですが，オランダの全ての病院では，かなり質の高いindividualized family-centered developmental standard careがすすめられているようです。家族の面会は24時間許可されていて，ポジティブで愛情深い親子関係が育まれるよう支援されます。親たちは，NICUでの赤ちゃんのケアに積極的にかかわるよう促されます。赤ちゃんの身体的な病状についてだけではなく，赤ちゃんが発する信号や応答についての情報提供も受けます。加えて，カンガルーケア，ラクテーションコンサルト，両親のための心理的支援などを行っている病院も含まれています。

　こうした標準的なケアに加えて，介入群の両親に行われたのは次のような方法です。毎日のケア（沐浴，着替え，授乳など）の際に約15分間のビデオ撮影を行い，そのビデオを親とトレーニングを受けた専門家が一緒にみて，話し合います。親たちはビデオをみながら，赤ちゃんとの相互作用について気が付いたことや感じたことをふりかえるように促されます。録画映像の中で，相互作用のうまくいった瞬間を静止画像として切り出して，強調して親に示します。介入群ではこうした「撮影とその映像の振り返り」というセッションが，入院中に一組の親子あたり平均で3回行われました。セッションを担当する専門家は，親が録画映像をみることでポジティブなフィードバックループが生まれるよう支援し，親と一緒に次の撮影日の目標設定も行いました。

　この研究に参加した150組に対し，実施前（ベースライン）から産後6カ月後まで，介入の効果測定のためのフォローアップが行われました。その結果，ビデオ介入を受けた親

は，両親ともに相互作用における感受性が有意に高くなり，撤退的（withdrawn）な行動が減っていました。これは特に，早産に対してトラウマの深い母親ほど有効でした。ビデオ介入グループの親は，両親ともに，介入翌日に My Baby and I Questionnaire（MBI）で測定された「楽しみ・応答」得点が高く，産後1カ月時に Yale Inventory of Parental Thoughts and Actions（YIPTA）で測定された「赤ちゃんへの愛情行動」を多く表していました。さらに介入群の父親は，「赤ちゃんを確認する行動」のレベルが高くなっていました。Postpartum Bonding Questionnaire（PBQ）の得点については，母親では介入効果はみられませんでしたが，父親では有意な効果がみられました。介入群の父親の PBQ 得点は対照群の父親の PBQ 得点と有意に異なり，産後1カ月時にボンディングの問題を抱えていることが有意に少なかったのです。そしてこれらの結果は，産後6カ月後まで続いていました。

　ビデオリフレクション法は，ボンディングの促進と問題の予防に一定の効果をもつ可能性のあるユニークな方法といえます。

（3）マッサージ

　赤ちゃんに対するマッサージは，世界中多くの国で行われています。特にアジアやアフリカには，沐浴後赤ちゃんが眠る前に，オイルを使ってマッサージをしてあげる習慣のある国が多くあります。この習慣が欧米諸国にも注目されるようになり，早産の赤ちゃん，薬物や HIV に被曝した赤ちゃん，虐待やネグレクトをうけた赤ちゃんといったハイリスクな赤ちゃんたちや，うつのような心理的問題を抱える母親に対しても，積極的にマッサージセラピーが行われるようになりました（Field, 1999）。

　赤ちゃんとその母親に対するマッサージは既に一般的ですが，最近では，もっと年齢の大きい子どもや，子宮の（すなわち胎児に対する）マッサージ効果の報告もみられています。Cullen-Powell, Barlow, and Cushway（2005）は，14組の自閉症と診断されている子どもとその親を対象に，マッサージの前（ベースライン），子どもにマッサージを行った直後，ベースラインから16週後の3時点において，親が子どもとの関係性がかわったと感じているか等のインタビューを行いました。分析は解釈的現象学的分析法によるものです。結果，ベースラインにおいて，親たちは自分の子どもに「近しい」感覚を得ることができず，不快感さえも表していました。ところがマッサージ後の親たちは，身体的にも感情的にも自分の子どもと「親密」な感覚を得たと答えました。子どもたちは，自宅でマッサージを始めるためのサイン（cues）を送るようになり，さらにマッサージを続けていた親子では，この効果が持続していることが分かりました（Cullen-Powell, Barlow, & Cushway, 2005）。

　また，Bellieni et. al.（2007）は，36人の妊婦に子宮のマッサージなどを行う「出産前教育コース」を実践し，胎児へのボンディングの点からマッサージの効果を報告しています。

「出産前教育コース」は、トレーニングを受けた看護師や助産師が、妊娠初期の妊婦に対して1時間の教室を5回開催するというものです。コースの内容には、胎児の生理と発達、歌を歌う、ダンス、子宮越しの胎児マッサージが含まれています。対して、対照群の妊婦41人には、胎児エコーのみが行われました。そして、妊娠後期に Prenatal Attachment Inventory（PAI）により、両群の妊婦の胎児ボンディングが測定されました。PAI は、母親の胎児へのボンディングを測定する質問紙で、胎児への気持ちや関係性、母親の思いをたずねる21項目で構成されています。質問項目は例えば、「赤ちゃんが動くのを感じるのが好きですか？」「赤ちゃんと一緒にやりたいことを考えていますか？」「赤ちゃんを名前で呼んでいますか？」などです。得点が高いほど、赤ちゃんへのボンディングが良好と評価されます。コース実施前は、両群の PAI 得点に差異はありませんでしたが、コース実施後には、対照群の PAI 得点平均が 59.9 だったのに対し、「出産前教育コース」受講群の平均得点は 65.5 と、「出産前教育コース」受講群の胎児ボンディングが有意に良好であることが示されました。もちろんこのコースの要素はマッサージだけではないので、マッサージの効果であることを結論付けることはできません。しかし、胎児に関する教育に加えて子宮のマッサージを加えたことで、胎児への実感がより高まった可能性は十分考えられるものです。看護職による5回の妊娠中の介入が胎児愛着の促進に成功した点で、意義のある取り組みといえるでしょう。

（4）その他の心理介入

日本においても、看護職による心理的援助を伴う早期介入が、ボンディングの促進に効果をあげた研究報告がみられています。

産後うつ病予防プログラム：周産期は女性が心身の変化や子育てに適応していく時期であり、家庭内、職場などの人間関係を見直しながら、自分自身、そして他者との関係を再構築する時期といえます。アメリカのブラウン大学の研究グループ（Zlotnick, Johnson, Miller, Pearlstein, & Howard, 2001; Zlotnick, Miller, Pearlstein, Howard, & Sweeney, 2006）は、母親になろうとする女性が、自分や夫・パートナー、家族といった重要人物との間の葛藤が上手く調整できない場合に、産後に抑うつ状態に陥るか、我が子に対して否定的な感情を抱く可能性を考えました。そして、対人関係療法を基盤とした予防介入法「産後うつ病予防プログラム」を開発しました。このプログラムでは、一つの妊婦グループ（5〜8名）を2名のセラピストが担当し、妊娠中に4回、産後に1回、計5回のグループ心理療法セッションが行われます。第1の目的をグループ内での対人関係スキルの習得、第2の目的をグループ外での対人関係スキルの習得とし、段階を踏んで対人関係の課題を克服するための行動を習得できる内容になっています。また、産前産後の医学的情報提供、心理教育、リラクゼーション、楽しいことリストの作成なども含まれています。

北村ら（2006）は、このプログラムを、国内数か所の産科医療機関における多施設共同

研究として実施しました。プログラムの名称が示すとおり，もともとのターゲット課題はうつ病でした。しかし考えてみれば，親になる成人にとって，赤ちゃんこそ最大の重要他者です。そうであれば，親子の関係を対人関係の視点で捉えることには意味があり，対人関係療法に準拠した産後うつ病予防プログラムが，ボンディング障害の予防にも有効である可能性が考えられます（Takegata, Ohashi, Haruna, & Kitamura, 2014）。そして，北村ら（2006）による産後うつ病予防プログラムの結果はこの予想通りのものでした。対照群に比較すると，介入群では産後1カ月目のMother to Infant Bonding Scale（MIBS）の上昇が有意に低く押さえられており，ボンディングの問題の発生が抑制されていることが分かったのです。

Japan Infant Mental Health Program（JIMHP: 日本乳幼児精神保健プログラム）：乳幼児精神保健（Infant Mental Health: IMH）の考え方では，子どもの将来的な発達と人生に深く影響するものとして，母子の間に育つ早期関係性を重視します（Lewis, 2000; Sameroff & Fiese, 2000; 廣瀬, 2008）。大橋（長）らは，早産児と母親に対し，IMH理論に則した早期支援プログラムを都内の3つのNICUを持つ医療機関にて実施しました。早産児の子育ては満期産児のものとは異なり，一般に普及している育児書やアドバイスを単純に参考にすることができません。医療的処置が必要でなくなっても，赤ちゃんは，虚弱性，哺乳や食事の問題，随伴性の乏しさ，過敏性やなだめにくさ等の傾向があることが多く，親たちは赤ちゃんのニーズに応えるのに苦労します。また，早産体験に伴うショックや罪責感，子どもの未熟性や成長発達の不安，NICUの環境等が，母親たちの不安を一層助長させる心理的原因になることが知られています（Klaus & Kennell, 1982）。こうした理由が重なり，早産の赤ちゃんの母親たちは子育てに困難を抱き，母子相互作用や愛着（ボンディングとアタッチメント）の問題も生じやすいことがいわれています（Minde, 2000; Nix & Ansermet, 2009）。このような背景に対して，大橋（長）らが独自に作成した早産母子支援プログラムがJIMHPです。JIMHPは，母親に早期に赤ちゃんのcueと相互作用のガイダンスを行うことで，子育ての難しさを軽減し，良い母子相互作用を促進させることをめざしたものです。

このプログラムの対象となったのは，在胎36週未満で出生し染色体異常や神経学的疾患がなく，GCU（Growing Care Unit）に入院中の赤ちゃんとその母親たちでした。実施に先立ち，大学院修士課程卒以上の看護師，心理士等から成る6名のチームメンバーで，3カ月間計10回の事前トレーニングを行いました。このトレーニングでは，IMHケースブック（Shirilla & Weatherston, 2002）を用いた事例検討，ロールプレイ，大規模な先行研究であるEuropean Early Promotional Project（EEPP: Davis et. al., 2005; Davis & Tsiantis, 2005; Puura et. al., 2002）とそのトレーニングマニュアル（Davis, 2000）の学習等を行いました。トレーニングの最後の段階で，IMHの理念に基づく支援者に求められるスキルについて話し合いをし，JIMHP支援者マニュアルを完成させました。

JIMHP 介入群の母子には，赤ちゃんが GCU を退院する直前，退院後 1，3，5 カ月，修正 9，12 カ月時に，担当支援者を固定して JIMHP 支援者マニュアルに基づく病院・家庭訪問を実施しました。病院・家庭訪問では，担当の支援者が母親に児の cue を教え，相互作用と発達のガイダンスを行います。また，母親の主観的経験を傾聴し，子育ての問題を一緒に考えます。支援者は母子の強みに着目してポジティブにフィードバックすることを徹底して行いました。さらに，介入期間を通して，事前トレーニングに参加したチームのメンバーで定期的にカンファレンスを開催し，それぞれの担当母子の支援経過を共有しました。このカンファレンスは，支援者としての寄与について振り返り，IMH の視点を再確認しながら，アセスメント，コミュニケーション，介入スキルを向上させるためのものです。チームのメンバーから支持的なスーパービジョンを受けることで，支援者としての主観的経験や葛藤を消化する場としても機能しています。一方，対照群の母子に対しては，入院中にアセスメントをしたのち，退院後 3 カ月，修正 9，12 カ月時に，計 3 回の家庭訪問を実施しました。対照群の支援者も，看護師，助産師等の専門職者ですが，JIMHP 群とは異なり，事前トレーニングやカンファレンスは行っていません。対照群支援者の主な役割は，児の健康状態と発達のチェック，そして母親から育児に関して質問があればそれに対応することとし，担当支援者は固定しませんでした。

　修正 12 カ月の最終訪問時に両群（JIMHP 介入群母子 26 組，対照群母子 40 組）を統計的に比較した結果，JIMHP 介入群は，抑うつ徴候を示した母親が少なく，母親の相互作用と，医療従事者・専門職によるソーシャルサポートが促進されていました。さらに，JIHMP 群の支援を受けた母親は，対照群の母親よりも，支援者による訪問や情報が役に立ったと評価しており，継続者数が有意に多いという結果でした。また，JIMHP 群の母親は，対照群の母親よりも強く，赤ちゃんと自分自身との関係がうまく行っていると認識していました。これらは，JIMHP が，母子相互作用の促進だけでなく，母親のメンタルヘルスやボンディングの促進にも効果があったことを示しています（Cho et. al., 2012）。

　これらの実践はいずれも，非薬物療法でここまでできるのかという臨床的な希望を与えてくれます。Kumar（1997）によると，1990 年代には，ボンディング障害は，妊娠期間中に予測する要因がないものと考えられていました。しかし現在ではボンディングの障害は赤ちゃんが生まれてから急に発生するものではないことが徐々に分かってきています。三重県の 4 つの医療機関で，107 人の妊娠女性に対し，妊娠期から産後 1 カ月まで心理的変数を縦断調査した Kokubu, Okano, and Sugiyama（2012）の研究では，妊娠がわかったときの否定的な態度と，妊娠期間中の不安が，産後 1 カ月のボンディング障害を予測していたことが明らかにされています。妊娠への否定的反応が産後のボンディングを予測することは国内で行われた別の研究からも報告されていて（北村，高馬，多田，2014; Ohashi, Sakanashi, Tanaka, & Kitamura, 2016），いずれも一致した見解が得られています。妊娠女性，

そしてその女性のパートナーが，今回の妊娠をどのように受け止めているかという点は，「産後のボンディング障害」の強力な予測因子だと考えられます。もし，妊婦健診において，明らかに糖尿病のハイリスク因子を持つ妊婦をみつけたらどうするでしょうか。当然何らかの対応が必要と考え，健診のたびに注意して関わるでしょう。医療的対応だけではなく，生活指導などの保健的予防支援が必要と考えるでしょう。妊娠女性の心理的問題や，産後の児との関係性の問題に対しても，同じことをあてはめて行うべきといえます。妊娠が分かって「おめでとうございます」といわれることが，実のところでは複雑な気持ちを覚える妊婦は，想像以上に多いのかもしれません。にもかかわらず，妊娠に対する気持ちについては，お互いに，聞きにくい，いい出しにくいになっている現状があるかもしれません。周産期医療従事者のような，初期のうちから，繰り返し定期的に関わる機会を持つ専門職が，妊娠女性の気持ちに心を傾けていくことは，予防と早期介入の視点から大変意味のあることといえます。

2　ボンディング障害の治療

　Brockington（2016 August）は，感情的な拒絶（emotional rejection）に対する治療の原則として次のことをあげています。

- 「拒絶」と「敵対心」がある場合には，「治療をするか否か」が最初の判断である。もしも治療をすると判断されたら（多くの場合はそうである），母親は児と離されるべきではない。
- 心理療法，薬物療法，そしてもし必要なら電気けいれん療法などにより，うつに対する治療を行う。
- 母子の相互作用に焦点をあてる。
- もし虐待の恐れがあれば，その親は決して児と二人きりにさせてはいけない。
その母親が，泣き叫んでいる赤ちゃんをなだめることのような，あらゆる面倒なケアから嫌悪を感じずにすむようにする。
- その母親は，スタッフや家族から，赤ちゃんとのあらゆる相互作用に関して支援を受ける。
- 母親と赤ちゃんの双方が落ち着いているときに，赤ちゃんに話しかけたり，あそんだり，抱きしめたりさせる。

（1）治療の例
　ボンディング障害の治療の実践的戦略に関して，残念ながら，重症のボンディング障害を抱える親を対象にした実証的介入研究はまだなく，スタンダードな処方箋は存在してい

ません。しかし，個別の治療例はあります。二つをご紹介したいと思います。

乳幼児－親心理療法

　乳幼児－親心理療法（mother infant psychotherapy）は，Winnicott, Fraiberg, Call らによってはじめられ，Cramer, Lebovici らがさらに発展させた乳幼児精神医学の臨床的アプローチ法です（小此木，小嶋，渡辺，1994）。そして Liberman らにより，5歳までの幼児と親にも応用されるようになりました（Liberman, Ippen, & Van Horn, 2015）。乳幼児－親心理療法では，問題となっている乳幼児の存在そのものが親の治療的変化の「触媒と動因」となり，親自身の自己理解と成長が深まることを期待します。そのため，赤ちゃんに同席してもらい，治療者自身も関与する観察者（participant observer）となって治療を進めます。

　治療者は目の前の親子の相互作用を観察しながら，赤ちゃんと親が作り出す対象関係の世界を理解して行きます。赤ちゃんの行動の意味を考えながら，親子の相互作用の中に反映されている親の幼児期の体験や未解決の葛藤の存在を捉え，親自身が実感を持ってそれに気が付くように援助をします。治療者は，母子を切り離さず，母親を責めず，常に寄り添い抱きかかえる（holding）ような態度で接します。乳幼児に触発されてよみがえる親自身の不安や葛藤（Fraiberg, Adelson, & Shapiro（1975）は，これを「赤ちゃん部屋のおばけ（ghosts in the nursery）」と呼びました）が治療者に語られはじめたときに，親がもつ母性的な直感的育児力を引き出すような援助がタイミングよく行われると，親は，過去の経験とは異なる現在の中に，過去を無意識に繰り返していたことに気が付いていくのです。親が，恐れや不安の正体は赤ちゃんそのものではないと理解できると，赤ちゃんに対する否定的な感情投影が激減し，歪んだ認識も修正され，自然な関係が回復することが稀ならずあります。

　乳幼児－親心理療法は，ボンディング障害の治療に特化した方法ということではなく，行動上の問題のある乳幼児，障碍児，早産児，ハイリスク家庭，虐待事例，DV・トラウマ体験のある親子など，関係性障害が考えられる幅広いケースに適用可能な治療法です（小此木，小嶋，＆渡辺，1994；渡辺，2000）。複数のRCTにおいて，パートナーとの関係，子どもの愛着パターン，認知発達，問題行動，子どもによる母親の表象，自己表象などに関して効果が認められており，実証的な治療法として米国 Substance Abuse and Mental Health Services Administration（SAMHSA）に登録されています（Liberman, Ippen, & Van Horn, 2015）。

こころの診療科きたむら醫院での実践（架空事例に添って）

　こころの診療科きたむら醫院では，薬物は必要最小限とし個々のクライエント様に合わせて，心理療法を主としたオーダーメイドの治療を行っています。基本メニューは，週1

回 1 時間の医師によるカウンセリングで，必要により，ケースワーク，ご家族へのカウンセリング，地域の関連職種との連携，お子様とのペアレンティングセッションなどをアレンジします。緊急時には主治医に 24 時間連絡ができるシステムになっています。赤ちゃんやお子様とのかかわり方に悩みがある場合に，ペアレンティングセッションは実践的即効力があります。当院では主としてアタッチメント理論に基づき，クライエント様が赤ちゃんと一緒にすごす方法を具体的にご説明しています。海外でエビデンスが報告されているいくつかのペアレンティングプログラムの手法もとりいれながら，「赤ちゃんの扱いがうまくいった」，「赤ちゃんが笑った」，「このやり方でいいんだ」という保障づけと成功体験のくりかえしを行っていきます。当院におけるボンディング障害の治療を，架空事例に沿ってご説明します。

A 様（31 歳，初産女性）がご主人に付き添われてご来院したのは産後 4 カ月のときでした。A 様のお話しは以下のようなものです。

　　産後しばらくは元気にやっていました。1 カ月健診が終わって少し経ったころ，肉体的に疲れを感じるようになりました。乳腺炎になり高熱が出たり，嘔吐したり，かぜをこじらせたり，たちくらみがあったりと，身体の症状が続いて，実家に帰省したり自宅に戻ったりをくりかえしながら過ごしていました。身体の調子が悪くなった以降の記憶がはっきりしないのですが，友人の話では，休日も夫が遊びに行ってしまうから，一人では辛いと私が繰り返しこぼしていたようです。今は気持ちのコントロールができなくて，子どもを世話する自信がありません。子どもが泣いていても何も感じなくなってきました。どうしてかは自分でも分からないのですが，抱っこもできなくなりました。興味が全くないんです。実家にいるときは，子どもが泣いていても自分でやらずに母親を呼んでしまいます。自宅で子どもと二人のときは，子どもが怖いので子どもがいる部屋に行けません。親なのだから抱かなきゃと考えて，抱きしめてみたら，余計にイライラして，子どもを布団に放り投げてしまったんです……」。

ここまで話して，A 様は泣き出しました。ご主人様のお話では，その日仕事から帰宅したら A 様が泣いていて，養子に出したいとか，世話できないとかいいながら取り乱していたとのことでした。幸いお子様（B 君，4 カ月）は無事でしたが，このまま一緒にいるのはいけないと思い，翌日から A 様のご実家に預けたとのことでした。A 様は，「笑顔で世話をしてくれるところの方が B にとってもいいと思います。乳児院や虐待についても調べました。自分が一緒にいると危害を加えるんじゃないかと怖いので，24 時間誰かがいてくれないと面倒みれないです」と泣き続けました。

初診時のお話から，以下の初期治療方針が定められました。

①A様に対し週1回のカウンセリングを開始する。
②ボンディング障害の治療として，A様がB君と一緒に過ごせる条件を整える。B君の安全と，A様が感じている育児恐怖感の両方に対応できるようにするため，A様とB君が2人きりで過ごすことがなく，A様が支援を受けながらご自分の手で育児を行えるようにする。子ども家庭支援センターに連絡し，派遣型一時保育事業等をアレンジする。
③経過確認とさらなるアセスメントのために，地区担当の保健師に連絡をし，一緒に自宅訪問を行う。
④児童相談所へ連絡をし，関係者連絡協議会を行う。要保護児童対策地域協議会個別ケース検討会議を開催し，それぞれの役割と連携体制を確認する。
⑤ご本人とご主人様に，この方針をご説明し，ご理解とご協力を得る。

　派遣型一時保育事業の導入とご両親の援助により，初診から3日後には，ご主人様不在の全ての時間にA様がご家庭で誰かのサポートが得られる体制が整いました。一時保育事業の支援員の方にもボンディングの問題の治療方針をご説明し，ただ育児を変わるのではなく，A様の気持ちを否定せずにそばにいていただくことや，無理にはやらせないがA様ができそうなときにはB君にかかわれるよう手助けしていただくことをお願いしました。こうしてB君はご自宅に戻り，見守りを受けながら，A様の子育てが再開しました。
　2回目のカウンセリングでは，「かわいいという感覚はまだない。でも親として義務だからやっています。」とのお話でした。ボンディングの問題は，一朝一夕に解決できるものではありません。A様はなんとかやれていらっしゃるご様子であり，初期のマネージメント方針には見込みがありそうでした。3回目のカウンセリングで，A様とご主人様のペアレンティングの問題が明らかになりました。この日は，ご主人様とB君が一緒にご来院され，A様のご希望によりファミリーセッションを行いました。ご主人様は出産後も「仕事」と「遊び」が優先という生活スタイルが変わらず，赤ちゃんの父親としての実感がわかないとのお話しでした。お二人のB君へのかかわり方をみると，B君のリズムを考えることなく，ご自分たちがかかわりたいときにB君とかかわり，ご自分たちが他のことをしている時はたとえ哺乳の時間であってもB君に無関心でした。最も驚いたのは，A様が荷物をおくかのようにB君を膝におき，B君の様子を気にすることもなく，哺乳びんをB君の口にくわえさせさえすれば良いかのように授乳していたことです。A様は「こうすれば勝手に吸うので」とおっしゃって，哺乳中のB君をみることなくご自分のことをやっていました。B君は，体幹よりも頭が下がった姿勢で膝におかれているので，ミルクが逆流してむせ込んでいましたが，お二人ともそのことに全く気がついていませんでした。お二人はB君の反応のほとんど全てをキャッチできていませんでした。B

君に笑いかけたり，話しかけることもありませんでした。A様のボンディング障害の原因は定かではありませんが，ご夫婦共に，B君のコミュニケーションサインをうまくうけとれず，適切な接し方も分からないために，B君に対する感情的距離が生じている可能性も考えられました。そこで，以下の方針が追加されました。

　　⑥A様へのカウンセリングと並行し，A様とご主人様へのペアレンティングセッションを開始する。

　この方針に，A様は大変納得されていました。
　お二人への週1回のペアレンティングセッションがはじまりました。はじめのうちは，この月齢の赤ちゃんの特性に関する基本的な内容からです。生理的なこと，大人の身体との違い，赤ちゃんにとって必要なお世話（「ねかしつける，決まった時間にお風呂にいれるのように，赤ちゃんの生活のリズムを大人が整えてあげる」など）について，スライドを用いてご説明をしました。次に，赤ちゃんへのかかわり方（抱き方，話しかけ方など。なぜそうするべきかの理由もご説明），赤ちゃんのコミュニケーション（ただ受動的な存在ではないこと）を取り上げました。さらにその次の回では，赤ちゃんのcueの読み方をご説明し，他の親子の相互交流場面のビデオを視聴いただき，ビデオの中の赤ちゃんの気持ちや，その赤ちゃんに対する適切なお世話の仕方を一緒に考える演習を行いました。そしてその後にB君との休日の過ごし方を具体的に考えていただきました。お二人には全てが思いもよらなかったことのようでしたが，毎回熱心にご来院いただき，B君への関心のよせ方や，B君への適切なかかわり方が少しずつ理解できるようになっていきました。
　平行して，A様のカウンセリングも進みました。A様には強い抑うつ症状がありましたが，地区の保健師からの情報によると，新生児訪問時の「赤ちゃんへの気持ち質問票（MIBS）」への回答は悪くなく，少なくともその頃にはボンディングは良好だったことが分かりました。後からも述べるように，ボンディング障害にはいくつかの類型が存在する可能性が明らかにされつつあります。A様の場合は，抑うつ症状があり，その影響もあってボンディング障害の症状が強まっている可能性も考えられました。週1回のカウンセリングを通して，A様はご自分と他者との関係や日々の生活をみつめなおし，気分やストレスをマネージメントするためのA様らしい方法を考えていかれました。
　3カ月後にはA様の抑うつ症状はかなり改善し，A様，ご主人様共に，B君を自分たちで育てていきたいし，育てていけると思えるようになっていました。当院への最後の通院の日，A様は次のようにお話しされました。

　　「夫はBに関して全く自発性がなかったのですが，最近は『今はこれをやらないといけないんだな』と考える気持ちがでてきたようです。通院中は苦しかったですが，

良い変化がたくさんあったと思います。前よりも成長できた気がします。夫は，Bをかわいいといいます。私もBがいとおしいです。特にBとのおふろが楽しいです。保育園に入ったことで周りのお母さんとも話すようになり，子育ては皆それぞれに悩みながらだとわかりました。Bはおとなしい方なので，慣らし保育なんて必要ないんじゃないかって思っていたんです。だけど，保育園初日は泣いて泣いて。知らない場所ではこんなに泣くんだと，Bが私を親と思ってくれていることに気が付きました。数年後には3人でお弁当をもって公園にいって，Bと夫がキャッチボールをしていたらいいと思います。」

（2）治療の鍵

　ボンディング障害の予防（4）その他の心理介入のところでご紹介した日本における二つの予防介入プログラムは，いずれもプライマリーアウトカムとしてボンディングの促進をねらったものではありませんでした。JIMHP介入研究は，早産の赤ちゃんの発達の促進と，母親の抑うつ，育児ストレスの予防を目的として，早期母子相互作用を促進させることを目指したものでした。しかし考えてみれば，見た目の相互作用が改善しているのであれば，それに伴って質的な変化が生じていてもおかしくないことです。振り返るとカンガルーケアも，保育器不足のために母親たちが自分の胸で子どもを保温し育てたことが起源でした。マッサージケアも，もともとはボンディングのためというよりは，赤ちゃんの自律神経の安定やストレス緩和を目的に行われたものでしょう。つまり，いずれの介入においても，ボンディングの促進効果は副次的なものだったのです。

　プライマリーアウトカムとしてボンディングの促進を想定していなかったものが，思わぬ効果をあげたことをどう考えればよいでしょうか。尤も，ボンディングの問題が注目されるようになったのは最近のことなので，指標としては目先の優先課題に目がいっていたということもあるでしょう。では，さまざまな手法が効果をあげていることはどう説明できるでしょうか。私見的推測ですが，私は，おそらく治療の鍵になるのは，「何をやるか」よりもむしろ「どのようにやるか」だろうと感じています。いい換えると，ボンディング障害の治療に役立つとツールしてはカンガルーケアや，マッサージや，ビデオフィードバックなど各種あり，それらのツールを提供する人の技術と態度こそが「治療の鍵」ではないかということです。Kennedy, Ball, and Barlow（2017）において，ビデオを用いた相互作用のガイダンス法が，何故，母子のメンタルヘルスを改善するかが論じられています。そこでは，ガイダンスの実践者（支援者）の母親への調律（attunement）プロセスが，母親が回復し調和のとれた関係性を形成する力を得るための鍵であることが，いくつかのエビデンスと事例による実証に基づき説明されています。

　技術や態度こそ「鍵」であることのもう一つのご説明として，欧州で実践された欧州早期促進プロジェクト（European Early Promotional Project: EEPP）をご紹介します。前掲し

たJIMHPの開発においても大変参考にしたものです。EEPPは，ヨーロッパにおいて心理的・社会的問題をもつ子どもが急増していることを背景に，親子の心理的，社会的発達の問題を予防することを目的とし，EUや各国の行政機関，研究機関のバックアップを受けてヨーロッパ5か国で実施されたかなり大規模なプロジェクトです。17週間のEEPPトレーニングを受けた保健師などの各国の保健専門職者が，親になる女性を妊娠中から産後1～2カ月まで継続支援します。保健師等の支援者には，17週間のトレーニング修了後も1年間にわたって，2週に1回のスーパーバイズが提供されます。心理的な支援では，相手の話や感情に注意深く耳を傾けることが重要です。例えば授乳について説明をするにしても，ただ知識的な内容を指導できればよいのではなく，授乳に関連する諸々のことを，その親がどのように捉えているのかを配慮できる必要があります。そのためEEPPのトレーニングで最初に勉強するのが，パートナーシップモデルというものです。パートナーシップモデルの原則は，「理想的な関係とは，専門家の知識を土台とした絶対的関係ではなく，親と専門家の協同的パートナーシップ関係である。」という考え方です。情報収集，決定，実践の全てのプロセスは，支援者単独ではなし得ないことであり，良い結果につなげるためには，支援者と養育者が協力して同じ目標をもって進むことが必要だと考えます。当然，親と支援者は異なります。しかしどちらもそれぞれの立場においての専門家なので，相補的な関係であるというのがパートナーシップモデルの考え方です。EEPPのトレーニングでは，養育者の感情，目標，強み，最終的な決定を行う役割を尊重し，開かれた関係を築いて相補的に一つの目標に進むための方策を17週（とその後の1年間のスーパーバイズ）を通して身に着けるのです。そして当然ながら，実践にはコミュニケーションスキルが必要です。EEPPトレーニングの演習部分は，場面や状況を設定したロールプレイにかなりの時間があてられています。

　EEPPで支援対象の女性に対してルーチンに行われる支援の一つに，このトレーニングを受けた支援者による妊娠後期と産後早期のPromotional Interviewと呼ばれるものがあります。名称はインタビューですが，単なる情報収集のためのインタビューではなく，まさに早期介入の機会です。妊娠後期のインタビューは，「ご自分が妊婦だと最初に知ったとき，どのようにお感じになりましたか」，「ご妊娠を一番に話したのはどなたですか？その方はどのような反応をされましたか？」，「赤ちゃんのお父さんのご反応はどうでしたか？」，「ご出産後，どんなサポートがほしいですか？どんなサポートが得られそうですか？」のような25項目で，産後早期のインタビューは，「ご出産はどうでしたか？」，「あなたの赤ちゃんが今ここにいることについて，どのようなお気持ちですか？」，「赤ちゃんがお生まれになって，ご主人やご家族の反応はいかがでしたか？」，「赤ちゃんにどのように授乳していますか」，「前回お会いしたときには経済的なご心配はされていませんでしたが，今のご状況はいかがですか？」などの16項目です。一見するとありきたりにも思える質問の一つ一つに重要な意味があります。質問項目ごとにフィードバックのためのマ

ニュアルがあり，母親からの回答が肯定的なものであればそれを称賛して強め，否定的な回答だったら「気になっていることをもっと話してくれませんか？」，「このことはご主人には相談しましたか？ご主人はどう思っていらっしゃいますか」，「このことを良くしていくためには，どんなふうにすればいいとお考えですか？」のように質問を発展させていくのです。その途中で，現実的な解決案や肯定的回答が得られれば，それを増援するように支持します。ときには簡単には解決できない内容が語られることもあります。その場合は，次の相談日を設定し，必要な社会資源にもつなげます。このようにして，問題が大きくなる前に検討でき，女性たちには，妊娠期間から産後まで継続して対等な関係で相談にのってもらえる身近な専門家とのつながりもできるのです。悩みやリスクを抱える女性たちは，信頼できる関係性の中で安全に悩みや感情を表出していくうちに，より効果的に問題に取り組み，子どもとの関係性の問題に発展しないための方法を「自ら」みつけていく力をつけていきます。フィンランドでは，問題を抱える家族とその子どもに対して EEPP の効果を直に感じた保健師たちからの要望が強く，政府は，研究成果が発表される前に，すべての保健師に対してこのトレーニングを実施することを国の施策として打ち出しました。タンペレ市では，全体のプロジェクトが終了した後も，保健師に対して精神保健の専門家による EEPP トレーニングとスーパーバイズが継続されているそうです（大橋，鈴木，2008）。

（3）限界と期待

　このテーマに関する研究や実践を概観してわかることは，ボンディング障害の予防や治療には，誰にとってもファーストチョイスになるような即効的万能薬はないけれども，原則をおさえて個々のケースに合ったツールを利用して丁寧に支援すれば，それなりの効果も期待できそうだということです。またその支援は，当事者を外においた専門職だけでの連携や，古い医療における治療者－患者というヒエラルキーの中で指示的に行って成功するものではないということです。

　ボンディング障害の研究はまだまだ序盤であり，治療法のみならず測定法やその構造，分類についても課題が残されています。近年，一言でボンディング障害といっても，タイプが異なるいくつかの型がある可能性が示唆されはじめています。熊本県の 18 の産科医療施設で行われた妊婦 1442 名に対する縦断調査のデータから，産後 1 カ月時に PBQ 25 項目得点が全般的に高かった女性（＝ボンディング不良）を対象として，PBQ の 3 因子得点と Edinburgh Postnatal Depression Scale（EPDS）得点を指標として two-step クラスター分析を行った結果，EPDS 得点の高い（＝抑うつ傾向のある）ボンディング不良群と EPDS 得点の低い（＝抑うつ傾向のない）ボンディング不良群に分かれることが明らかになりました（大橋，2017）。もしこの分析の示すところが正しく，質的に異なる二つのボンディング障害が存在するのであれば，同じ治療法では対処できない可能性があります。

Brockingtonによる原則の1項目にあるように，タイプによっては，治療するかしないかの判断において，治療しないことを早期に判断すべきケースもあるかもしれません（第8章参照）。またタイプによってだけでなく，重症度，他のリスク因子の存在，環境的状況によっても，ベストな治療戦略は異なってくるでしょう。例えば，ボンディング障害は，抑うつ，パートナーからの暴力のような他のリスク因子との併発が多いことが分かっています（Ohashi, Sakanahi, Tanaka, & Kitamura, 2016; 馬場, 2016）。さらに，回復のメカニズムについての研究もまだみられていません。自らの子に特別な慈しみの感情を抱けない親の背景はさまざまですから，おそらく治療反応性や回復のメカニズムも単一のパターンでは説明できないでしょう。ボンディングの問題を克服していくきっかけは，支援をうけ，不安や恐れの正体に気が付いたことかもしれませんし，マネージメントが成功して新しい対処方法を得たことによるかもしれません。あるいは，支援を得る過程で，これまで経験しなかったために知らなかった関係性のモデルを学んだことによるかもしませんし，抱えてきた心の痛みが落とされていったからかもしれません。このように，いくつかのメカニズムが考えられるのであれば，単一の介入方法をあてはめることには無理があり，治療には柔軟性と応用力が必要といえます。ケースにより様々な状況への対応を念頭におきながら，メスをいれる場所を定め，全体として良い動きが生じるような介入が必要でしょう。

　未だ不明瞭な多くの点をあげていくと，尻込みしたくなるかもしれません。しかし，本章でご紹介した原則や鍵をふまえながら，メンタルヘルスの早期支援を実践してみることには十分可能性があります。ボンディングに対する効果はまだ報告されていなくても，効果的なツールになる得るものが身近にあるかもしれません。カウンセリングの権威であるイーガンは，「複数の問題が存在するとき，まずは動かしやすい部分を動かすと，その他のところも動くことがある」と述べています（Egan, 1998）。歴史を振り返れば，いずれの疾患においても，多くの実践経験が集積することで，役に立つ真の知見が得られてきたのです。

　心理介入支援には，一見，多大なエネルギーと時間が必要にみえます。しかし，米国で行われているParenting Partnership Programという予防介入プログラムの試算によると，もし子どもが適切な育児を受けられなかったり虐待を受けたりした場合にかかる費用を考えれば，週に1回1時間の家庭訪問を継続して行うという手厚い内容であっても，かかる年間コストは5分の1以下だそうです（廣瀬ら, 2006）。そして何よりも，私たちのエネルギーと時間の投資が，もしかするとそうではなかったかもしれない一人の子どもの人生を幸せなものに変え，一組の親子の，そして未来の社会の幸せにつながるのであれば，それは大いに価値あることです。

第8章

周産期ボンディング障害の対象児の保護

山岸　由紀子

1　事　例

　産後うつ病をきっかけに，周産期メンタルヘルスに注目が集まるようになり，本書のテーマである周産期ボンディング障害についても理解が広がってきているように思います。虐待防止の視点からも周産期うつやボンディング障害は注目されるようになってきており，周産期に関わる医療関係者にも妊娠期や出産期のみでなく子育て期まで先を見越した予防的な関わりが求められるようになってきています。そして，医療機関（医療）と地域母子保健（行政）との協働・連携，さらには，保育園，子育て支援に関わる地域住民やNPOなどにも育児を支える力として大きな期待が寄せられています。

　しかし，周産期ボンディング障害について理解が進み，ボンディング障害のある（であろう）親に対して専門的な支援やケアがなされたとしても，すべての親が子どもに対し愛情深く関わることができるようになるかどうかは悩ましい問題でしょう。子どもにとっては，主に母親である重要他者から受け取るべき愛情は待ったなしに必要なものです。これまでの章で述べられているように，ボンディングの問題を見逃すことなく，その親子の背景にあるものを理解した治療や支援を行い，その一方で，子どもからの視点である「もしかしたらこの子どもにとって安心していられる場所は必ずしもこの実親のもとではないかもしれない」という視点も持って関わる必要があるのではないでしょうか。

　子どもは誰でも愛されて育つ権利があります。もし，ボンディング障害等によって子どもが実親のもとでは十分な愛情を受けられない，また，安心して生活できないとなれば，それに代わる場所はどこになるのか，実親との生活以外で子どもの健やかな成長を保障するためにはどのような選択肢があるのかについて考えることが必要です。この章では「子どもにとっての重要他者が必ずしも実親ではない場合がある」ということを考え，その先の支援のひとつである「子どもの保護」とそれに関連する話題について整理します。

　2つの架空事例を見てみましょう。

　母親，A様（33歳）。長女，Bちゃん，10カ月。A様はシングルマザーです。派遣社員ですがフルタイムの仕事をしています。近くに住むA様の両親（父母ともに70歳）のサポートを受けています。Bちゃんは保育園に通っています。

先日，A様の両親がメンタルクリニックを受診しました。主訴はA様の母親の抑うつ気分と娘さん（A様）の孫（Bちゃん）への接し方が気になるとのことでした。
　A様の母親のうつ状態はA様のことが大きく影響しているようでした。A様は一度の離婚歴があり，不妊がきっかけで前夫と離婚，その後すぐに新しい男性と付き合い始め，間もなく妊娠しました。この妊娠はA様にとっては予定外のもので今回は出産しないつもりでいました。しかし，人工妊娠中絶に両親の強い反対があり，出産することにしました。パートナーとは出産後に入籍することも考えていましたが，好きな相手ではないので結婚はしないことにしました。産後しばらくは実家に戻り，保健師の家庭訪問を受けるなどして積極的ではないものの赤ちゃんのお世話もしていました。しかし，新生児訪問時の質問紙で「赤ちゃんのことはかわいいとは思えない」と，回答。また，A様は赤ちゃんが泣いてもあやそうとしなかったそうです。それでも両親にとっては大事な娘でありかわいい孫ですからきっとそのうちA様も子どもをかわいいと思うようになるだろうと期待しながらサポートをしていました。産後2カ月を経過したころA様は再就職しました。すると仕事を理由にBちゃんを祖父母に預けっぱなしになることが増えました。仕事帰りに実家に立ち寄りますが，様子をうかがう程度で授乳をしたり沐浴したりすることはなく，A様はひとりで自宅マンションに戻り，Bちゃんは夜間も祖父母の家で過ごしていました。保育園の送迎は祖父が行う場合もありますが，祖父母は保健師に相談，地域の子育て支援制度（ショートステイも含む）を利用しながら育児のサポートを続けました。しかし，両親にとってBちゃんの面倒を見ることが時に負担と感じ，A様と衝突するようになりました。口論も増え，責められたと思ったA様は祖父母に対し暴言・暴行をはたらくようになりました。アルコールを常用している様子もありました。このような経過の中で祖母の抑うつ状態が強くなり，保健師の勧めもあって祖母はメンタルクリニックを受診することとなったのです。
　祖母のうつ状態は週1回のカウンセリングで徐々に回復してきましたが，それと同時にA様とBちゃんの問題が浮き彫りになりました。両親は自分たちが今後も継続して孫の面倒をみるのは体力的に難しいことを自覚し，どうにかしてA様自身が母親らしく育児するようになってほしい，と強く思っていました。一方でA様に精神的な問題があるのではないか，とも思っていました。そして，両親の強い勧めでA様も同じメンタルクリニックを受診することになりました。

　　医　師：今日こちらを受診された理由をA様自身はどのように理解されていますか？
　　A　様：親に言われたから来たんです。忙しいのに本当に迷惑。親が何をいったか知りませんが，子どもは私が好き好んで産んだのではなくて，彼らが中絶に反対し，産んでくれと言うから産んだんです。だから，彼らが孫の世話をするのは当然なん

です。あの人達は子どものことをかわいいっていってるし，私が仕事をしてあの人たちが子どもの面倒を見て何が問題なんですか？私は精神科にくるような病気じゃないですよ。

医　　師：なるほど，A様ご自身はなんともないのにご両親に精神科に来るようにいわれて，不本意だと思っておられる。けれども，親御さんが予約してくれた時間に，仕事を終わらせてこちらに1人で来られました。お子さんのことはどう思っておられますか？

A　　様：どうって…。（沈黙）　はっきりいって，迷惑なんですよね。彼氏ができて，結婚したいと思ったって「こどもがいる」っていったらみんな引くんですよ。保育園からもいろいろあれ準備しろとかいわれて面倒だし…。泣かれるとイライラするし，2人で一緒にいるなんて嫌なんです。だから帰宅したらお酒も飲むんです。自分では子育てはしません。

医　　師：ご自分で子育てされないなら，里子に出すお手伝いをすることもできます。

A　　様：そんなことしてくれるんですか。できるならそうしてください。

この面接では，多くの時間を両親に対する攻撃的な言葉で終始しました。

ここまでの状況で，A様の子どもへの態度はどのように考えることができるでしょうか。自分でBちゃんのお世話をしていないのは事実ですが，全く無視ということでもなく，仕事帰りに実家にちょっと立ち寄り子どもの顔を見る，といったように，子どもを気に掛ける行動はしています。自分では子どもの面倒は見ないけれども，子どもに直接的な危害を与えるようなことはしていませんし，かわいがってくれる祖父母に預けていて，子どもの安全は確保しています。しかし，精神科受診で医師に向かって「子どもが邪魔」だと言い，A様自身の将来を考える発言はあるものの，子どもの話題は乏しく関心は示さず，祖父母に対する攻撃的な態度が続いています。

ここで現在の目の前で繰り広げられている養育状況に加えて，長期的な視点で，子どもの成長と家族の変化を具体的に予測し想像することが最も重要な視点となります。つまりA様と両親による継続的な育児の可能性を見極めることになるのですが，それは，Bちゃんにとって安らぎが得られてニーズに応えてもらえる，精神的な安寧をもたらしてくれる環境はもしかしてこの家族の中ではないかも知れない，ということに真剣に向き合うことになります。

次に，未受診妊婦の飛び込み出産のケースを見てみましょう。C様は24歳，パートナーと2人暮らし（未入籍）の女性です。風俗の仕事をしていました。仕事関係の男性から「より条件の良い仕事をあげる」と言われて性的関係を持ち妊娠しました。妊娠6カ月になる頃に一度妊娠検査薬で陽性が出ましたが，保険証もなく病院に行くお金もなかったので，そのまま放置していました。お腹が目立つようになってきましたが誰からも妊娠を

指摘されることはなく，自分からも誰にも相談せずに時間が過ぎていきました。同居のパートナーからも尋ねられることはなかったといいます。2週間くらい前にようやく近所の産婦人科に電話をかけましたが，そのクリニックでは未受診のため診られないと断られました。そして，なんとなく体調の不調を感じた出産前日にいよいよ不安になり，インターネットで養子縁組支援団体を見つけてメールをしました。以下メールのやりとりです。

C　様：いきなりお電話するのは抵抗がありましたのでメールで失礼します。どんなダメな人間でも相談にのってくださいますか？　お金もなく，保険証もないため一度も診察を受けていません。お腹もだいぶ大きくなっています。
相談員：こんにちは。メールありがとうございます。もちろん，どんな方でも精一杯相談にのらせてもらっています。経済的に大変で，保険証もなくて，まだ一度も診察を受けていないのは心細いですよね。ちなみに最後の生理があった頃とかって覚えていますか？　こちらでお医者さんにつなぐこともできますので，良かったら一緒に考えていければと思います。よろしくお願いします。
C　様：返信ありがとうございます。その当時のショックで記憶があいまいですが，昨年の▲月くらいだったと思います。正直，産みたくないけれど命を殺したいとも思っていません。でも怖くて何もできなかったのです。
相談員：そうでしたか，命ですものね。そろそろお腹もだいぶ大きいでしょうか？　最後の生理から考えると予定日は今月なので，病院もなかなか診てくるところがないかもしれません。どちらの方面にお住まいか，お聞きしてもいいですか？　ご紹介できる病院を探してみたいと思いました。ご自分で行きにくいようなら，もちろん私たちも同行するか，私どもの病院までお越しいただけると診察やお産も可能です。お返事お待ちしていますね。
C　様：もしよければそちらの病院で診察して頂けたら幸いです。
相談員：わかりました。では早急にお会いして診察に一緒にいきましょう。

　このような短いメールのやり取りが続き，氏名，連絡先を確認し，翌日の面談と病院受診の予定をたてました。ところが，翌朝早くに「お腹が痛い」と絶叫しながらの電話が入りました。陣痛が3分毎くらいに来ておりパニック状態となっていました。女性が自力で病院へ移動するのは難しいと判断し，本人の同意も得て救急隊を要請。玄関のカギを開錠するよう伝え，電話をつないだまま声掛けし経過を見守りました。救急隊到着までに，万が一出産となっても対応できるように環境を整えてもらいました。間もなく救急隊が到着しましたが，到着直前に破水し，あっという間に出産となり，電話越しに赤ちゃんの泣き声を確認できる状況でした。結局，女性1人での自宅での無介助出産となりました。臍帯は救急隊が切断，胎盤は搬送先の病院で娩出されました。赤ちゃんは少し小さめ（2300g

低出生体重児)でしたが、大きな問題はなく元気でした。病院には自分では子どもを育てられないと意思表明し、養子縁組支援団体に相談していることを伝えました。

この出産はパートナーが仕事で不在の間の出来事でした。自宅は羊水や血液などで汚染したままで搬送となりましたが、同居のパートナーにはすぐには伝えず、自分が退院した後に直接会って話をするといっていました。

このような女性と子どもへの支援はどうでしょうか。この女性にこの子どもを育てることを期待してよいものでしょうか。今回、妊娠したことに気づいてはいたものの放置していた女性がようやくSOSの連絡をとったのは民間の養子縁組支援団体でした。経済的に困窮していたとはいえ、一度も受診せず、誰かに相談することもなく、一緒に生活しているパートナーにさえも妊娠していることが伝わっていないという状況を理解するのはとても難しいものです。自分の身体に対する気遣いもないままに妊娠期間が過ぎ、「命なので殺したいとは思っていません」とメールに書いていますが、胎児の存在は無視されているかのようです。もし、陣痛に耐えられることができていたら、病院に行くこともなく1人で誰の手助けもなく出産し、結果、遺棄事件のような悲しい事態になった可能性も考えられるケースです。

2　子どもの保護

(1) 保護決定のタイミング

この2つの事例はいずれも周産期ボンディング障害であろうと考えられます。「実親が子どもを育てられない、あるいは育てるのが適切でない可能性」に気付いた医療者はどのようなことを知識として持ち、対応する必要があるでしょうか。もちろん母親のみでなく父親さらには祖父母といった家族による養育の可能性についても十分に検討した上での選択ではありますが、どうしても育てられない親、育てるのが不適切と判断される家庭が存在することもまた事実です。これらの事例で子どもを保護することを考えた時、子どもの権利条約や里親制度、養子縁組(普通・特別)、乳児院や児童養護施設などについて知っておくと参考になります。

ところで小さい頃に養育環境が大きく変化する(主たる養育者が実親から里親に代わるなどはもちろんここに含まれます)ことは望ましくないことは自明のことです。しかし、非常に不良な養育環境が永続的に存在することも、児の発達に悪影響を与えます。ですから、実親のもとに置くのか養育者を変更するのかの決定は、非常に慎重に行なわなければいけません。もし、養育者の変更が避けられないのであれば、そのことが児に大きな影響がないタイミングで行なわれるべきです。それは児が何カ月、何歳の時でしょうか。これに答えるエビデンスがRutter, Kreppner, and O'Connor (2000)の研究にあります。

ルーマニアでは1980年代の最後に、それまでのチャウシェスク大統領の独裁的政権が

崩壊しました。それまで人口増加政策の一環として出されていた奨学金が中止されたこともあって，多数の子どもが「ストリート・チルドレン」となったのです。こうした捨て子は国際養子制度によって国外に養子に行くことになりました。行き先のひとつが英国でした。そこで，ロンドン大学精神医学研究所の研究グループはルーマニアから来た養子と，英国国内で生まれて養子となった子どもたちに，さまざまな側面での調査を行いました。4歳までにルーマニアからの養子となった165名を，英国国内の養子52名を対照群として，彼らが6歳の時点で比較しました。児の愛着障害，注意欠陥・多動性，情緒不安定，自閉傾向，認知機能（知能），友人との関係性，行為障害の7つの領域について，問題の有無を確認しました。英国国内の養子はすべて児が6カ月を迎える前に行なわれていました。ルーマニアから英国に来た子どもの英国入国の時期は，6カ月以内，6-24カ月，24-42カ月の3群に分けられました。7つの領域の中で問題が認められた領域の数で両群を比較したのが表8-1です。英国国内で養子になった子どもたちは8割近くがどの領域においても問題がなく，1領域のみでの問題が12％に，2領域で問題が2％に，3領域以上での問題が8％で見られました。ルーマニアからの国際縁組の子どもたちのなかでは，英国に来たのが生後6カ月以内であれば，英国国内での養子に出された子どもたちと何の遜色もありません。ところが，英国に来たのが生後6-24カ月の子どもたちでどの領域においても問題がないのは44％に，英国に来たのが24カ月を越えた子どもたちでは23％にまで低下していました。

　領域ごとでは英国国内の養子とルーマニアからの養子ではどこに差が見られるのでしょうか（表8-2）。情緒不安定，友人との関係，行為障害については両群間に障害頻度の差はありません。ところが，愛着障害，注意欠陥・多動性，自閉傾向，認知機能（知能）においては，いずれもルーマニアからの養子が悪い結果を示していました。この差は，心理状態だけでなく身体状況についてもいえることでした（Rutter, and the English and Romanian Adoptees（ERA）study team, 1998）。なお，ここで見られた自閉傾向は通常の自閉症に見られるものでしたが，その後，子どもたちが6歳になるまでの追跡で改善するものでした（Rutter et al., 1999）。一方，愛着障害は11歳までの追跡調査でも明らかに残っていました（Rutter et al., 2007）。

　ボンディング障害の治療方針としてBrockington（2016）は次のように述べています。

①「拒絶」と「敵対心」がある場合には，「治療をするか否か」が最初の判断である。
②もしも治療をすると判断されたら（多くの場合はそうである），母親は児と離されるべきではない。
③心理療法，薬物療法，そしてもし必要なら電気けいれん療法などにより，うつに対する治療を行う。
④母子の相互作用に焦点をあてる。

第8章 周産期ボンディング障害の対象児の保護

表8-1 英国国内での養子およびルーマニアからの養子における障害領域の数

障害のある領域の数	英国国内での養子（50名）	ルーマニアからの養子：入国した時期			有意水準
		6か月以内（56名）	6-24か月（35名）	24-42か月（45名）	
0	78%	70%	44%	23%	P＜.001
1	12%	18%	24%	37%	P＜.01
2	2%	7%	13%	17%	P＜.01
3以上	8%	5%	20%	22%	P＜.01

表8-2 英国国内での養子およびルーマニアからの養子における各領域の障害頻度

障害領域	ルーマニアからの養子	英国国内での養子	
愛着障害	21%	4%	P＜.01
注意欠陥・多動性	25%	10%	P＜.05
情緒不安定	4%	10%	NS
自閉傾向	12%	0%	P＜.01
認知機能（知能）	14%	2%	P＜.05
友人との関係性	19%	10%	NS
行為障害	8%	10%	NS

⑤もし虐待の恐れがあれば，その親は決して児と二人きりにさせてはいけない。
⑥その母親は，泣き叫んでいる赤ちゃんをなだめるというような，面倒なケアの全てを嫌がらないようにする。
⑦その母親は，スタッフや家族から，赤ちゃんとのあらゆる相互作用において支援を受ける。
⑧母親と赤ちゃんの双方が落ち着いているときに，赤ちゃんに話しかけたり，あそんだり，抱きしめたりさせる。

つまり，もし養育者の交代が不可避であると判断されれば，その決断は早く行なわれなければなりません。現在のエビデンスから考えれば，生後6カ月以前に決めなければいけないのでしょう。周産期精神科医療はまさに救急医療といえるでしょう。

(2) 児童の権利に関する条約（子どもの権利条約）

子どもの保護を考える際の大きな指針となるものとして，まずは「児童の権利に関する条約（以下，子どもの権利条約）」（外務省総合外交政策局人権人道課，2007）があります。こ

れは，子どもの基本的人権を国際的に保障するために定められた条約で，18歳未満を「児童（子ども）」と定義し，国際人権規約（第21回国連総会で採択・1976年発行）が定める基本的人権を，その生存，成長，発達の過程で特別な保護と援助を必要とする子どもの視点からまとめられたものです。前文と本文54条からなり，1989年の第44回国連総会において採択され，1990年に発効しました。日本は1994年に批准しています。条約を批准したのであれば，それに対応する国内法の整備が求められます。

　この条約では，まずは，あらゆる形態の差別又は処罰から保護されることを確保するためのすべての適当な措置をとる（第2条2項）とあります。そして，児童に関するすべての措置をとるに当たっては児童の最善の利益が主として考慮されるものとする（第3条1項）と明記されています。すべての児童が生命に対する固有の権利を有すること（第6条1項），児童の生存および発達を可能な最大限の範囲において確保すること（第6条2項），そして，第7条1項において，「児童は，出生の後直ちに登録される。児童は，出生の時から氏名を有する権利及び国籍を取得する権利を有するものとし，また，できる限りその父母を知りかつその父母によって養育される権利を有する」とあり，子どもにはできる限り親によって養育される権利があることをまずは述べています。

　一方，第9条1項により「児童がその父母の意志に反してその父母から分離されないことを確保する。ただし，権限のある当局が司法の審査に従うことを条件として適用のある法律および手続きに従いその分離が児童の最善の利益のために必要であると決定する場合は，この限りではない。このような決定は，父母が児童を虐待し若しくは放置する場合又は父母が別居しており児童の居住地を決定しなければならない場合のような特別の場合において必要となることがある。」と示しています。さらに，第19条には「児童が父母，法定保護者又は児童を監護する他の者による監護を受けている間において，あらゆる形態の身体的もしくは精神的な暴力，傷害若しくは虐待，放置若しくは怠慢な扱い，不当な取扱い又は搾取（性的虐待を含む。）からその児童を保護するためすべての適当な立法上，行政上，社会上及び教育上の措置をとる」とあり，虐待等により実父母から離れて保護される必要がある場合についても明記しています。

　そして，このような保護された（されなければならなかった）児童に対して国が「特別の保護及び援助」を与えるべきこととして，第20条1項で「一時的若しくは恒久的にその家庭環境を奪われた児童又は児童自身の最善の利益にかんがみ，その家庭環境にとどまることが認められない児童は，国が与える特別の保護及び援助を受ける権利を有する。」と明記し，さらに第20条第2項で，「締約国は，自国の国内法に従い，第1項の児童のための代替的な監護を確保する。」こと。そして，第3項には，第2項の監護には，特に，里親委託，イスラム法のカファーラ，養子縁組又は必要な場合には児童の監護のための適当な施設への収容を含むことができる。（後略）」とされています。

　また，子どもの権利条約の中で，養子縁組については第21条に規定があり，「養子縁組

の制度を認め又は許容している締結国は,児童の最善の利益について最大の考慮が払われることを確保するものとし,また,(a) 児童の養子縁組が権限のある当局によってのみ認められることを確保する。この場合において,当該権限のある当局は,適応のある法律及び手続きに従い,かつ,信頼し得るすべての関連情報に基づき,養子縁組が父母,親族及び法定保護者に関する児童の状況にかんがみ許容されること並びに必要な場合には,関係者が所要のカウンセリングに基づき養子縁組について事情を知らされた上での同意を与えていることを認定する。」とあり,続く (b) (c) (d) (e) には国際養子縁組についてもそのあり方が定められています。

その他には,健康の享受や保健サービスを利用する権利が奪われないこと(第24条〔ここには,幼児及び児童の死亡率を低下させることや母親のための安全,産後の適当な保健を確保すること,母乳による育児の利点,事故防止なども明記されています〕),教育についての児童の権利(第28条),休息及び余暇・文化的な生活及び芸術に自由に参加する権利(第31条),有害となるおそれのある労働への従事から保護される権利(第32条)あらゆる形態の性的搾取及び性的虐待から児童を保護することを約束する(第34条)などの規定があります。

(3) 子どもの代替的養護に関する国連指針

先に述べた子どもの権利条約には,条約の国際的監視を担当する国連・子どもの権利委員会(以下「委員会」)の設置が規定され,締約国は子どもの権利条約をどのように実施してきたかに関する報告書を定期的にこの委員会に提出することになっています。そして,この委員会が締約国から提出された報告書を審査する中で,特に「家庭環境および代替的養護」の項目について子どもの権利条約に照らし合わせて様々な懸念や勧告が出されてきています。1989年の子どもの権利条約の締結以来この委員会が主導する形で,20周年を迎えた2009年に167の項目から構成された「児童の代替養護に関する指針(厚生労働省雇用均等・児童家庭局家庭福祉課仮訳,2009)が国連総会で採択され,子どもの権利条約を補完する国連文書として位置付けられるようになりました。

この指針の構成は次のとおりです。

Ⅰ.目的
Ⅱ.一般原則及び展望
　A.児童とその家族
　B.代替的養護・適用を促すための措置
Ⅲ.指針の範囲
Ⅳ.代替的養護の必要性の予防
　A.親による養育の促進・家族の分離の防止

B．家族への復帰の促進
　Ⅴ．養護の提供の枠組
　Ⅵ．最適な養護の形態の決定
　Ⅶ．代替的養護の提供
　　　A．政策（1．非公式な養護　2．あらゆる形態の公式の代替的養護策に当てはまる一般的な条件）
　　　B．児童に対する法的責任（1．公式の養護を担当する機関及び施設　2．里親による養護）
　　　C．施設養護
　　　D．検査及び監視
　　　E．アフターケアに対する支援
　Ⅷ．児童の通常居住する国以外での養護提供
　　　A．児童の海外への養護委託
　　　B．すでに海外にいる児童への養護提供
　Ⅸ．緊急事態における養護
　　　A．指針の適用・分離の防止
　　　B．養護の取り決め
　　　C．追跡及び家族への復帰

　この指針は全体として、子どもの権利条約の基本的な考え方および委員会の見解・関心を十分に反映した、実践的な文書として評価されています（平野，2012）。

3　社会的養護

　子どもたちの中には、生みの両親のもとで育てられない状況が発生することがあります。生物学的両親以外の環境で養育されることを社会的擁護と呼んでいます。社会的養護とは「保護者のいない児童や、保護者に監護させることが適当でない児童を、公的責任で社会的に養育し、保護するとともに、養育に大きな困難を抱える家庭への支援を行うこと」です。社会的養護は、「子どもの最善の利益のために」と「社会全体で子どもを育む」を理念として行われています（厚生労働省，2011a）。社会的養護の方法は大きく2種類あり、ひとつは施設養護と言われるもので、乳児院や児童養護施設など施設で子どもを養育する方法で、もうひとつが家庭養護です。家庭養護とは、里親家庭などで家庭という環境の中で「子ども」として養育する取り組みです。
　日本での社会的養護に関して中心となる法律は「児童福祉法」ですが、先に述べた「児童の権利に関する条約（子どもの権利条約）」と「子どもの代替養護に関する国連指針」も

社会的養護に関する取り組みの大きな指針となっています。子どもの権利条約第3条に「児童に関するすべての措置をとるに当たっては，児童の最善の利益が主として考慮されるものとする」とあり，わが国の児童福祉法第1条「すべての児童は，ひとしくその生活を保障され，愛護されなければならない」と合わせて，子どもの保護に関する対応の基本的な指針となるものです。

2016年の児童福祉法等の一部を改正する法律において追加された第3条の2に，「国及び地方公共団体は，児童が家庭において心身ともに健やかに養育されるよう，児童の保護者を支援しなければならない。ただし，児童及びその保護者の心身の状況，これらの者の置かれている環境その他の状況を勘案し，児童を家庭において養育することが困難であり又は適当でない場合にあっては児童が家庭における養育環境と同様の養育環境において継続的に養育されるよう，児童を家庭及び当該養育環境において養育することが適当でない場合にあっては児童ができる限り良好な家庭的環境において養育されるよう，必要な措置を講じなければならい。」と明記されました。ここでいう「家庭」とは，実父母や親族等を養育者とする環境を，「家庭における養育環境と同様の養育環境」とは，養子縁組による家庭，里親家庭，ファミリーホーム（小規模住居型児童養育事業）を，「良好な家庭的環境」とは，施設のうち小規模で家庭に近い環境（小規模グループケアやグループホーム等）を指してします（中央法規出版編集部，2016）。

また，2017年8月2日に厚生労働省から発表された「新しい社会的養育ビジョン」の中でも，児童福祉法第3条の2に基づいた代替養育の在り方についての解釈と提言がなされて，家庭養育原則に基づき，永続的な解決としての特別養子縁組は有力，有効な選択肢として考えるべきであると明記されました（厚生労働省，2017c）。社会的養護のもと代替養育の必要な子どもに対して可能な限り家庭環境での育ちを確保するため里親制度の利用や養子縁組を促進する内容となっています。里親家庭に委託するにあたっては，里親委託ガイドライン（厚生労働省，2011b）によって健全な里親制度のあり方についてその方向性が示されています。

日本における社会的養護の現状を見てみると，平成29（2017）年12月に報告された厚生労働省のデータによれば，社会的養護の対象となる児童は約4万5千人。うち，里親によって家庭における養育を受けられている児童数は約5000人であり，社会的養護を受けている子どものわずか11%という状況です（厚生労働省，2017d）。つまり，9割は乳児院や児童養護施設といった施設での養育となっているのが現状です。すでに多くの研究によって施設養育におけるアタッチメントの問題が明らかになっている（Roy & Rutter, 2006; Roy, Rutter, & Pickles, 2000）中で，いまだ施設養育が多い日本は，先に述べた「国連子どもの権利委員会」から2010年5月に行われた日本の第3回報告書審査後に，親のケアを受けていない子どもについて次のような指摘と勧告を受けています（平野，2012）。

52. 委員会は，親のケアを受けていない子どもを対象とする，家族を基盤とした代替養護に関する政策が存在しないこと，家族から引き離されて養護が対象とされる子どもの人数が増えていること，小集団の家庭型養護を提供しようとする努力にも関わらず多くの施設の水準が不十分であること，および代替的養護施設において子どもの虐待が広く行われているという報告があることに，懸念とともに留意する。これとの関連で，委員会は，遺憾ながら広く実施はされていないものの，苦情申し立て手続が設けられていないことに留意する。委員会は里親が義務的研修を受け，かつ増額された手当を受給していることを歓迎するが，一部類型の里親が金銭的支援を受けていないことを懸念する。

53. 委員会は，第18条に照らし，締約国が下記の措置をとるよう勧告する。

(a) 子どもの養護を，里親家庭，または居住型養護における小集団編成のような家庭的環境のもとで提供すること。

(b) 里親養護を含む代替的養護現場の質を定期的に監視し，かつ，あらゆる養護現場による適切な最低基準の順守を確保するための措置をとること。

(c) 代替的養護現場における児童虐待を調査し，かつその責任者を訴追するとともに，虐待の被害者が苦情申立て手続き，カウンセリング，医療的ケアその他の適切な回復援助にアクセスできることを確保する。

(d) 金銭的支援がすべての里親に提供されるようにすること。

(e) 「子どもの代替的養護に関する国連指針」（国連総会決議 A/RES/64/142 参照）を考慮すること。

このような背景があり，日本の社会的養護の方向性としては，施設養護の小規模化（家庭的養護）および里親・養子縁組など家庭養護を推進する施策が推し進められているところで，先にも述べましたが，2016年の児童福祉法等の一部改正や厚生労働省から発表された2017年の「新しい社会的養育ビジョン」において，具体的な通知目標を掲げた家庭養育の促進が国の方針として明確に示されました。

（1）親権と監護権

自分の子を産んだ親にとって，その子をどう育てるかについて権限が賦与されています。これが親権です。しかし，ボンディング障害などのため，社会的養護が必要な場合でも，その子どもには親権者が存在します。ですから親権という法的概念は，子どもたちの権利を守るために，知らなければならないものなのです。

さて，親権は民法818条から837条に記載があります。親権には大きく分けて2種類あり，ひとつめが監護権で，もうひとつが財産管理権と言われるもので子どものお金や財産を管理する権利です。ひとつめの監護権とは未成年者の子どもをもつ保護者（親権者）が，

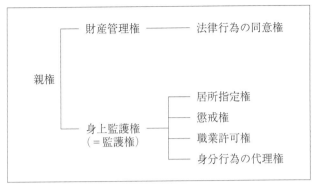

図 8-1　親権の分類

子どもと共に生活し日常の世話（養育）や教育を行う権利のことを指し，民法 820 条で規定され，刑法で保護された親の義務です。もしこの監護権を怠った場合は，未成年の子どもに対する「身体・生命・安全」を確保する責任を放棄しているものとして，保護責任者遺棄罪として処罰の対象となります。

親権の全体像は図 8-1 のようになっています。

（2）親権停止制度と親権喪失

民法第 820 条に「親権を行う者は，子の利益のために子の監護及び教育をする権利を有し，義務を負う」，また，第 822 条には「親権を行う者は，第 820 条の規定による監護及び教育に必要な範囲内でその子を懲戒することができる」とあります。第 822 条の解釈において，しつけと称して子どもに暴力を振るう，暴言を吐く，子どもの世話を放棄するなどの行為を正当化する親がいますが，これは虐待であり親権の濫用にあたります。このような親権の濫用があった場合，民法では，子どもの親族などが家庭裁判所に申し立てすることにより親権を奪うことができる「親権喪失」という制度が設けられています。しかし，親権喪失制度は親権を無期限に奪うため，親子関係を再び取り戻すことが出来なくなる可能性があるとして，児童虐待の現場で，虐待する親の親権を制限したい場合でも「親権喪失」の申立てはほとんど行われてこなかった実情がありました。

このような実情を考慮し，虐待する親の親権を制限できる新たな制度を設けることなどを目的に，虐待防止の視点から平成 23（2011）年に民法の改正が行われ，従来の「親権喪失」制度に加えて，期限付きで親権を制限できる「親権停止制度」が創設されました（平成 24（2012）年 4 月 1 日施行）。また，先に示しましたが，親権が「子どもの利益のため」のものであることも条文に明記されました。

親権停止制度は，あらかじめ期間を定めて，一時的に親が親権を行使できないよう制限する制度です。停止期間は最長 2 年となっており，家庭裁判所が親権停止の原因が消滅するまでに要すると見込まれる期間，子どもの心身の状態および生活の状況その他の事情を

考慮して，停止期間を定めることとなっています。
　また，親権喪失等の請求権者の見直しもされ，子の親族および検察官のほか，子，未成年後見人および未成年後見監督人も親権の喪失等について，家庭裁判所への請求権を有する，となりました。そして，これらの民法等の一部改正に合わせて児童福祉法関係においても児童相談所長は，親権喪失，親権停止および管理権喪失の審判並びにこれらの審判の取消しについて，家庭裁判所への請求権を有するとなりました。なお，児童相談所長又は施設長等による監護措置と親権者等の関係に関するガイドライン（雇児総発0309第1号，2012）が作成されています。親権者等（親権を行う者又は未成年後見人）が児童相談所長や児童福祉施設の施設長，里親等による監護措置を不当に妨げてはいけないことが法律上，明確化されたことから，児童相談所，施設，里親等での対応に資するよう，「不当に妨げる行為」の考え方を示すものとしてガイドラインが整備されました。

（3）施設養護

　ここまで述べてきたように代替的養護に関する国連指針などにより，社会的養護下にいる子どもの施設養護から家庭養護への移行の取り組みが進み，施設養護に関しても小規模化など少しずつ改善の取り組みが進んでいます。しかし，まだまだ施設で生活している子どもたちの割合は多い現実があります。

　具体的には平成29（2017）年3月現在で乳児院（0歳から2歳未満の乳児が生活する施設）は全国で138か所2,801人，児童養護施設（2歳から原則18歳までの子どもたちの施設）は615か所26,449人となっています。その他には，軽度の情緒障害を有する児童（不登校，自閉症，発達障害などをもつ子ども等）を対象とした情緒障害児短期治療施設が全国に46か所，不良行為をしたりその恐れのある児童など生活指導を要する児童は児童自立支援施設（平成9（1997）年の児童福祉法改正により教護院から改称　58か所）また，母子で入所することができる母子生活支援施設（232か所），義務教育終了した児童で児童養護施設を退所した児童等を対象とした自立援助ホーム（143か所）などが施設養護として把握されています。なお，施設入所の年齢の上限は平成28（2016）年の児童福祉法改正の際に，18歳での自立が困難な場合は22歳になる年度末までへ延長できる制度を導入しています。

　施設養護から家庭養護への移行の取り組みですが，施設養護の何が問題になるかという点を考えるにあたっては，まずは先に述べた国連児童の代替的養護に関する指針（子どもの代替的養護に関するガイドライン）第22条を下記に抜粋します。

> 22．専門家の有力な意見によれば，幼い児童，特に3歳未満の児童の代替的養護は家庭を基本とした環境で提供されるべきである。この原則に対する例外は，兄弟姉妹の分離を防止する目的とする場合や，かかる代替的養護の実施が緊急性を有しており，又はあらかじめ定められた非常に限られた期間である場合であって，引き続き家庭へ

表8-3 里親の種類

養育里親	さまざまな事情から家庭で暮らせず、保護を必要とする子どもを、一定期間自分の家庭に引き取り育てる。養子縁組を目的としない。養育期間は、短期間なら数日～数週間、長い場合は引き取ってから措置解除になる18歳（場合によっては20歳）までと、子どもや里親の事情により異なる	◎里親手当 72,000円 （2人目以降 36,000円） ◎一般生活費 乳児 57,290円 乳児以外 49,680円
専門里親	虐待などで心に傷を負っている、非行・問題行動がある、心身に障害があるなど、専門的なケアを必要とする子どもを育てる。3年以上の養育里親経験がある、児童福祉事業に3年以上関わった経験があるなど、いくつかの用件がある	◎里親手当 123,000円 （2人目以降 87,000円） ◎一般生活費 乳児 57,290円 乳児以外 49,680円
親族里親	生みの親が死亡や行方不明、精神疾患などで子どもの養育ができないとき、3親等以内の親族が生みの親にかわって子どもを育てる	◎一般生活費 乳児 57,290円 乳児以外 49,680円
養子縁組里親	保護を必要とする子どもとの特別養子縁組を希望する夫婦が、縁組が成立するまでの間、里親として子どもを育てる	

※費用は2016年度の額、その他教育費など実費が支給される。

の復帰が予定されているか、又は結果として他の適切な長期的養護措置が実現する場合であろう。

日本においても、2011年3月「里親委託ガイドライン」によって3歳未満の里親委託優先の原則が明記されています。さらに、2017年の「新しい社会的養育ビジョン」においては、乳幼児の家庭養育原則の徹底と年限を明確にした取組目標が示され、「特に、就学前の子どもは、原則として施設への新規措置入院を停止する」ことが明記されました。

（4）家庭養護——里親と養子縁組

保護した子どもを施設に保護するか、里親に預けるか、あるいは養子縁組にするか、についての決定は子どもにとってとても重大な出来事になります。それぞれの子どもの置かれた状況によって検討されるべきことですが、家庭養護の同じ括りの中でも里親委託か養子縁組かの間には大きな違いがあります。

里親制度は「家庭での養育が困難又は受けられなくなった子ども等に、温かい愛情と正しい理解を持った家庭環境の下での養育を提供する制度」です。家庭での生活を通じて、子どもが成長する上で極めて重要な特定の大人との愛着関係の中で養育を行うことにより、子どもの健全な育成を図る有意義な制度」と説明されています（厚生労働省, 2011b）。原則として子どもが18歳になるまでの一定期間を里親が親代わりになって育てます。短い場合は数日から数週間、長い場合は18歳までと、里親に委託される期間は子どもや里親の事情により異なります。また、里親には特別養子縁組を前提とする「養子縁組里親」と

いうものもありますが，単に里親といった場合は養育里親のことを意味することが多いです（表8-3（後藤，2016））。

一方，養子縁組制度は，保護者のない子どもや実親により養育が困難な子どもに恒久的な温かい家庭を提供するとともに，その子どもの養育に法的安定性を与える（戸籍上においても親となる）ことにより，子どもの健全な育成を図る仕組みです。

このように里親と養子縁組には大きな違いがある中で，その選択を左右する大きな理由のひとつに，実親の元への家庭復帰が可能かどうかという点があります。子どもの保護が必要と判断した段階である程度見通しを立てることも必要であり，家庭復帰が困難な子どもには一時的な養育環境としての里親ではなく，永続的解決（パーマネンシー保障）を考えた法的な親子関係に基づく養子縁組を考えることが望ましいと言えるでしょう。しかし，それは決して容易な決定ではないことも事実です。

（5）特別養子縁組と普通養子縁組の違い

養子縁組には普通養子と特別養子という2つの養子制度があります。このふたつの養子制度にもまた大きな違いがあります。それを比較してまとめたものが表8-4（後藤，2016）です。特別養子と普通養子の違いを考える際の重要なポイントは「実親との法的関係が残るかどうか」と「縁組後の離縁の可能性があるかどうか」にあります。特別養子縁組は実親親子の関係は断絶し，原則離縁も禁止されています。しかし，普通養子縁組では新しい親子関係が発生しますが，実親子との法的な関係は残ります。そのために，相続（借金など負の遺産も含む）や扶養の義務といった問題が起こり得る可能性を残しています。また，縁組後の離縁についての違いも永続的解決（パーマネンシー保障）を考える際に問題となり得る可能性があり，普通養子縁組は子どもにとっての不利益となる可能性があることが指摘されています。

特別養子縁組は，昭和48（1983）年に望まない妊娠により生まれた子を養親に実子としてあっせんしたことを自ら告白した菊田医師事件等を契機に，子の福祉を積極的に確保する観点から，戸籍の記載が実親子とほぼ同様の縁組形式をとるものとして，昭和62（1987）年の民法改正で成立した縁組形式です。

特別養子縁組に関する日本の法律は「民法」第817条の2から第817条の11（第4編親族　第3章親子　第2節養子　第5款　特別養子）に記載があります。原則として6歳未満（例外については，年齢要件と子どもの同意能力の項を参照）の未成年者の福祉のため特に必要があるときに，未成年者とその実親側との法律上の親族関係を消滅させ，実親子関係に準じる安定した養親子関係を家庭裁判所が成立させる縁組制度です。養親となる者は，配偶者があり，原則として25歳以上の者で，夫婦共同で養子縁組をする必要があります。また，離縁は原則として禁止されています。参照条文を記載したものを図8-2に示します。

特別養子縁組の手続きは，家庭裁判所の審判により成立しますので，家庭裁判所への特

表8-4 養子制度の比較

		普通養子	特別養子
形式		養親と養子の合意で契約により成立	家庭裁判所の審判で成立
縁組の要件	養親	・成人であること ・独身でもよい ・養子より年長である	・婚姻関係にある夫婦 ・一方は25歳以上，他方は20歳以上
	実親の同意	子が15歳未満の場合は必要	必要
	養子	・養親より年長でないこと ・年齢制限なし ・未成年の場合は家庭裁判所の許可が必要	・6歳未満（ただし6歳未満から養親に養育されていれば8歳未満） ・実親による養育が困難である
実親との親子関係		継続	終了
離縁		当事者の協議により可能。ただし，養子が15歳未満の時は法定代理人と養親との協議となる	原則としてできない。 ただし虐待など子の福祉を害する場合のみ，養子，実父母，検察官が申し立てられる。養親からの離縁は不可。
戸籍の表記		養子または養女	長男または長女など （実子と同じ） 但し書きに「民法817条の2による裁判確定」と表記
相続		子は実親と養親の扶養義務と相続権を持つ	子は養親の扶養義務と相続権を持つ
成立までの期間		約1〜2か月	6か月以上

別養子縁組の申立てをする必要があり，養親になる予定の者が行います。審判にあたっては最低6カ月以上の試験養育期間が設けられています。この試験養育期間中に，家庭裁判所の調査官による聞き取りや家庭訪問が行われ，養育環境や養育態度など子育てに関する問題がないかどうかが調査されます。なぜ特別養子縁組を希望したのか，子どもの背景はどのように聞いているのか，今後の育児の方針や夫婦間の考え方の違いはないか，など調査官による聞き取りが行われます。また，民間団体を通しての縁組をした場合は，児童福祉法第30条の規定に従い，同居届を提出します。この届出によって所轄の児童相談所の家庭訪問がある場合もあります。児童相談所による縁組の場合は，すでに児童相談所の支援を受けているため同居届は不要となっていますが，いずれにせよ所轄の児童相談所が特別養子縁組を希望している家庭を把握し，養育状況を客観的に評価し，家庭裁判所からの照会に応じる体制がとられています。

　審判を待つ間の実親側の手続きとしては，調査官による面談に応じる必要があり，特別養子縁組で子どもを託した理由，自ら養育できない理由等の聞き取り調査が行われます。誰かに強制されたり金銭目的でないかどうかなど調査官との面談によって確認が行われます。

> 民法（明治29年法律第89号）　特別養子縁組関係抜粋
> （特別養子縁組の成立）
> 第817条の2　家庭裁判所は事項から第八百十七条の七までに定める要件があるときは，養親となる者の請求により，実方の血族との親族関係が終了する縁組（以下この款においては「特別養子縁組」という。）を成立させることができる。
> 2　（略）
> （養親の夫婦共同縁組）
> 第817条の3　養親となる者は，配偶者のある者でなければならない。
> 2　夫婦の一方は，他の一方が養親とならないときは，養親となることができない。ただし，夫婦の一方が他の一方の嫡出である子（特別養子縁組以外の縁組による養子を除く）の養親となる場合は，この限りではない。
> （養親になる者の年齢）
> 第817条の4　二十五歳に達しない者は，養親となることはできない。ただし，養親となる夫婦の一方が二十五歳に達していない場合においても，その者が二十歳に達している時は，この限りではない。
> （養子となる者の年齢）
> 第817条の5　第八百十七条の二に規定する請求の時に，六歳に達している者は，養子となることができない。ただし，その者が八歳未満であって六歳に達する前から引き続き養親となる者に監護されている場合はこの限りではない。
> （父母の同意）
> 第817条の6　特別養子縁組の成立には，養子となる者の父母の同意がなければならない。ただし，父母がその意思を表示することができない場合又は父母による虐待，悪意の遺棄その他養子となる者の利益を著しく害する事由がある場合は，この限りではない。
> （この利益のための特別の必要性）
> 第817条の7　特別養子縁組は，父母による養子となる者の監護が著しく困難又は不適当であることその他特別の事情がある場合において，子の利益のために特別に必要があると認めるときに，これを成立させるものとする。
> （監護の状況）
> 第817条の8　特別養子縁組を成立させるには，養親となる者が養子となる者を六箇月以上の期間監護した状況を考慮しなければならない。
> 2　前項の期間は，第八百十七条の二に規定する請求の時から起算する。ただし，その請求前の監護の状況が明らかであるときは，この限りではない。
> （実方との親族関係の終了）
> 第817条の9　養子と実方の父母及びその血族との親族関係は，特別養子縁組によって終了する。ただし，第八百十七条の三第二項ただし書に規定する他の一方及びその血族との親族関係については，この限りではない。

図8-2　民法　参照条文（特別養子縁組関係抜粋）

　このように，最低6カ月以上の養育状況と，実親の意思確認などを経て裁判所による審判が下されます。裁判所からの審判書は養親と実親と双方に送付されます。そこから2週間の間に実親からの意義申し立てがなければ縁組成立となり，この段階でようやく養親に確定書が送付されます。そして，養親がこの確定書を携えて特別養子縁組届を提出することで晴れて特別養子縁組が成立し，戸籍に反映されるという流れになります。新生児委託で特別養子縁組を進める場合の全体の流れを図8-3に示します（アクロスジャパン・フ

第8章　周産期ボンディング障害の対象児の保護

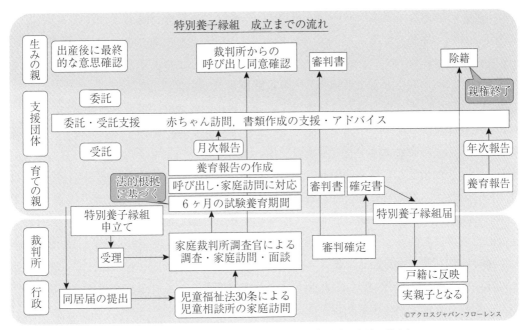

図 8-3　特別養子縁組成立までの流れ（新生児委託の場合）

ローレンス，2016）。

　戸籍の表示は，特別養子縁組届により，子どもの戸籍は実親から除籍され，養親の戸籍に移されます。戸籍の表示は両親の名前だけが記載され，続柄には嫡出子と同じように「長女」「長男」などと記載されます。ただし，身分事項の欄に「【民法817条の2による裁判確定日】平成○年○月○日」などと記載されるため，特別養子であることはわかります（特別養子縁組に関する重要事項：真実告知の項参照）。ちなみに普通養子の場合は，戸籍には生みの親と育ての親双方の名前が載り，育ての親との続柄には「養子」または「養女」と記載されます。

　特別養子縁組に関連する法律として民法の他に「民間あっせん機関による養子縁組のあっせんに係る児童の保護等に関する法律（略称：特別養子縁組あっせん法案）」が平成28（2016）年12月9日に成立し，平成30（2018）年4月1日に施行となっています。また，平成28（2016）年の児童福祉法一部改正により，養子縁組に関する相談・支援が児童相談所において確実に行われるよう，児童を養子とする養子縁組に関する者につき，その相談に応じ，援助を行うことを都道府県（児童相談所）の業務として位置付けることとされました。（児童福祉法第11条第1項第2号ト）

(6) 歳児委託と新生児委託（赤ちゃん縁組）

　保護が必要な子どもの年齢はさまざまです。周産期ボンディング障害の場合は，新生児から生後1年ころまでの子どもを考えますが，事例1のようなケース（生後10カ月）や

もっと年齢の大きな子どもにおいても母親のボンディング障害は見過ごされるべきものではありません。保護の理由はボンディング障害に限ることではありませんが、保護される子どもの年齢（月齢）は、子どもがその後、人との関係をどのように築いていくのか、その子どもの人間形成に大きな影響を与える重要な要素です。

　事例1のような子どもや歳児の保護による養子縁組の場合は、子どもの発達に応じて、新しい環境になじむための準備が必要です。子どもと親が良い関係で慣れていくために養親候補者家族との面会交流がとても重要です。また、養親の歳児委託時の子どもへの対応能力、ためし行動などに対する理解と柔軟な対応能力が求められます。子どもにとっては今までいた場所（施設や実親の家など）がどのような環境であっても慣れ親しんだ場所です。その環境から家、人、物などすべてが変化するということは、想像を絶するほどの大きな出来事で精神的ショックも大きなものです。大人でも転居や転職などによる環境の変化は精神的にも大きな負担となることですから、まして小さな子どもにとって、養親宅がどんなに温かい家庭であってもそれを「自分が安心できるところだと実感」できるまでいろんなためし行動や退行現象が起こることを理解して柔軟な対応をしていくことが必要です。また、養親にとってはためし行動などについて理解していたとしても、目の前でおこる想定外の困難なことに対応するのは戸惑いもあり、忍耐のいることです。子どもの年齢にもよりますが、委託先に兄弟姉妹がいると子ども同士の関係が親子の関係構築にうまく作用することもあると聞きます。委託をどのような家庭にするかも含めて、児童相談所や民間支援団体は養親家族の不安や苦悩も受け止め、よい親子関係が構築されるまでのサポートを継続することも求められます。

（7）年齢要件と子どもの同意能力

　特別養子縁組の現行制度では、家庭裁判所に対する特別養子縁組の審判の申し立て時に原則として子どもが6歳未満であることを要件としています（民法817条の5）。ただし、例外として8歳未満であっても6歳に達する前から引き続き養親となる者に養育されている場合は縁組を申し立てることができる（民法第817条の5）となっていることについて、平成28年度に厚生労働省で開催された児童虐待対応における司法関与および特別養子縁組制度の利用促進の在り方に関する検討会で年齢引き上げに関する課題が議論されました。検討会では国による特別養子縁組に関する調査結果（全国の児童相談所（209か所）および民間のあっせん団体（22か所）に対して調査し、209児童相談所と20団体からの回答）をもとに議論が展開されています（厚生労働省、2017e）。選択肢として特別養子縁組を検討すべきと考えられる事案が2年間で298件あり、そのうち、年齢要件が障壁となっている事案が46件（15％）あったという結果がでています。検討会では、特別養子縁組の養子の上限年齢の引き上げの方向性として、原則6歳未満および例外の8歳未満の用件を区別しないで引き上げることや、6歳未満の間に養育を開始し、その後養育を継続した場合に、18

歳まで申し立てを認めるといった考えも提示されています。養子の上限年齢を引き上げることについては，高年齢の子どもにも永続的な家庭で養育される機会を与えることができるメリットがあると同時に実父母との法的関係を断つという重大な決断を伴う養子本人の意思をどう扱うかが課題とされています（平成31年1月に「特別養子制度の見直に関する事項案」が決定し，養子となる者の年齢要件等の見直しが具体的にすすんでいます）。

　この問題は，子どもの意思決定や子どもの同意能力評価に関連するもので，特別養子になるかどうかの意思決定に限ったものではなく，ある程度の年齢に達した子どもが実親家庭で生活できなくなった場合に，里親と生活するのか，児童養護施設で生活するのかなど，決定のプロセスそのものを検討し，子ども自身も巻き込んで，年齢に応じた子どもの同意能力を考慮する必要があるということだと考えます。子どもの同意能力評価については医療行為におけるインフォームドコンセントの議論の中でもよく取り上げられる問題です。

（8）特別養子縁組に関連する重要事項
①翻意（養子縁組同意の撤回）

　特別養子縁組に同意していた実親が特別養子縁組成立までの裁判の過程で「養子縁組を取りやめる」ことを申し出ることがあります。それを翻意といいます。日本の特別養子縁組の現行制度では，その手続き中，養親が子どもを養育し始めてから試験養育期間を経て審判が下りるまでの期間とその審判がおり審判書が届いてからの2週間は実親による縁組を撤回する権利が残されている制度となっています。実親が子どもを養子に出すということは実親にとっては非常に大きな決断です。また子どもにとっても人生が大きく左右する決断でもあります。そのため当然のことではありますが，支援する側も実親の養子縁組の同意については，委託をする前の段階で，何度も親子関係を断絶することになる特別養子縁組制度をきちんと理解できているかどうかは確認し，自分で養育する意志がないこと，断絶型の養子縁組を望むことを確認します。しかし，その過程において，養子縁組に関わる人への不信感，また実親が未成年で本人の納得がないままに縁組を進めたような場合，また子どもを手元においておいた方が経済的な支援（児童手当など金銭的支援）が得られるからといったような理由で本当に子どもを育てたいという理由でない場合であっても，翻意が起こることもあります。養親にとっては特別養子縁組を前提にやっと授かった子どもを愛情たっぷりに育てていた途中で，実親の心変わりによって子どもを手放さなくてはならないというのは本当につらいことです。また，子どもにとっても度重なる環境の変化で母子関係に多大な影響を与えることになりかねません。

　養子縁組前提で子どもを委託され実際に養育を開始していても確定書が届くまでの期間，養親が気持ちのどこかで「実親が子どもを返してほしいと言ってこないだろうか」という不安を抱えている，というのはよく聞かれる話です。子どもはもちろん，実親，養親いずれも不要な傷つきを防ぐためにも翻意が起こることを極力避ける努力をする必要がありま

す。特別養子縁組で子どもを託す場合は，当然のことではありますが，実親が制度をきちんと理解していること，未成年であっても実親が納得していること，裁判の経過中にすべきことが何かを理解していること（裁判所からの呼び出しに応じることや審判書の受け取りの必要性を理解している等），子どもの委託先に関する情報がある程度（可能な範囲で）知らされていること，委託した後の子どもの様子（特に試験養育期間の審判が出るまでの期間の様子）が希望する場合は可能な範囲で知らされていることなどが重要となってきます。

ボンディング障害の場合は子どもに興味がなく，自分で養育するつもりがないことが多いため，翻意そのものはあまり問題になることは無いかもしれませんが，裁判所からの呼び出しに応じないことが懸念されます。子どもが実際に養親家族の元で安定した生活が開始できることと，審判が確定し法的に家族になること，この両方がスムーズに法に則って進められることが重要です。なお，実親が裁判所の呼び出しに応じなかった場合であっても，委託時の実親の同意書や委託後の養親の養育状況，家庭裁判所から支援団体に提出を求められた嘱託書などを参考に裁判所の総合的な審理・判断により，遅延がなく特別養子縁組成立の審判が確定したケースもあります。

②真実告知

子どもには出自を知る権利，自分がどこの誰であるのかを知る権利があります。特別養子縁組は実親との法的関係は断絶され，戸籍には【続柄】長男などと記載されます。ただし，「民法817条の2」という見出しは表示されます。普通養子縁組と違って実親の名前が記載されているわけではありません。しかし，「民法817条の2」と記載があることで，それの意味するところは，自分で調べると特別養子縁組で親子になったことを知ることができるということになります。

真実告知で子どもにとって聞かされるべき「真実」とは「自分は，両親に望まれてこの両親の子どもになり，その両親から愛されていて，ここに私の居場所がある」ということで，このことを繰り返し伝え，子どもの成長と理解力に応じて必要な事実を，配慮された肯定的な言葉で伝えることが重要とされ，幼いうちから「あなた（他の誰でもない）をかわいいと思った。あなたに出会えてよかった。そして今あなたが私たちの子どもであることがとても嬉しい。これからもずっと親子なんだよ」というような内容を，その子どもの理解できる言葉で伝え続けることだと言われています（岩﨑，2013）。そして，子どもから質問があったら誠実に答えることもとても大切なことで，養子縁組をする前から真実告知について理解しておくことが重要です。子どもには出自を知る権利があり，いずれ自分のルーツを探すことがあったとき，自分では想像もしなかった困難な背景を自ら知ることになるかもしれません。そんな時，「親や家族に愛されて育ったことを実感している」ことは出自に関する困難な背景を受け入れるためにもとても重要なことといえます。真実告知や自分のルーツ探しは，実の親子関係にはない養子縁組家族だからこその課題といえますが，自分の根幹となる部分について親から嘘をつかれないで直接聞くことに大きな意味

があると考えられています。

4　子どもの保護への道筋と対応

では先の事例1，事例2での子どもの保護を考えた場合の具体的な対応を見てみましょう。

【事例1】　生後10カ月女児

　これまでのメンタルクリニック受診時の状況を整理すると，Bちゃんを預かっている70歳の祖父母は孫をかわいいと思う気持ちと，自分たちの健康面での問題を理由に今後も継続的にBちゃんの養育を自分たちが中心に担うことへの限界を訴えており，実際，ショートステイもかなり頻繁に利用しています。一方で重要他者になり得るはずの母親はBちゃんには興味を示さず，子どもを邪魔だといい，「子どもをかわいいと思えない自分を改善したい，子どもと一緒に過ごせるようにしたい」というような今後に向けてのポジティブな気持ちは持っていません。また，この母親が精神科でボンディング障害に対する継続的なカウンセリングを受けたり，治療（アルコールの常用や両親への暴力なども含めて）を受けたりといったような具体的な母子および家族関係改善に結びつく対策を実施することも期待できそうにありません。このような環境の中で，Bちゃんはというと，平日は保育園に通い，それ以外は祖父母の家で過ごしています。母親は仕事帰りに祖父母の家に顔出す程度（顔を見るだけで遊んだりしない）で，Bちゃんにとっては気まぐれに時々登場する人物で，休日に一緒に遊びに連れて行ってもらうこともありません。そして，祖父母の都合でショートステイにも頻繁に預けられています。

　子どもはハイハイで自由に動けるようになってくると，親から離れて探索行動に出るようになり，その探索中に怖かったり困難だったりすることがあると親の方を振り返って親がいることを確かめます。場合によってはわざわざ親の元に戻ってきてスキンシップを求めたりします。そして，しばらくすると再び親から離れて探索行動に出るといったようなことを繰り返すようになります。このような親との情緒的なやり取りから，乳児の肯定的な応答性は特定の見慣れた人たちに限られるようになり，見慣れない人には否定的な反応や用心深さを見せるようになります。そして，特定の見慣れた人，つまり親（親役割を持つ人）からの分離による不安の影響が強く出るのが，満6カ月を過ぎてしばらくした満7カ月から9カ月ころと言われています。（Schaffer, 1998)。すでに生後10カ月になったBちゃんは母親あるいは祖父母から離されることに抵抗したり後追いをしたりするなど分離不安を示すことはあるのでしょうか。Bちゃんは誰に対して愛着形成し，Bちゃんの安全基地はどこにあるでしょう。実際にBちゃんが母親や祖父母と一緒に過ごしている様子を見てみなければわかりませんが，愛着形成に重要だといわれる時期に家庭内にいながらにして母親からの養育は受けられず，祖父母を中心とした不安定な環境の中で過ごしたこ

とになります。

　こうした家族全体の状況を勘案し，今後の長期的な家族関係も想像しながら子どもの成長を考えてみると，子どもの保護，養育者の変更の可能性も浮かんできます。特別養子縁組をひとつの選択肢として提案することも必要になってくるでしょう。

　さて，行政サイドでこのケースへの対応をする中心人物は誰になるでしょうか。東京都でいう子ども家庭支援センターの担当保健師や相談員でしょう。保健師は家庭訪問の際の聞き取りで，母親が「子どもがかわいく思えない」に○をつけている状況も把握していますし，メンタルクリニックからの通告も受けており，母子保健部門と児童福祉部門と連携をとって今後の対応をしていくことが必要になるでしょう。すでに祖父母からの相談を受け，ショートステイを利用するための支援もしています。さまざまな点で関わりのあるケースであり，保健師や相談員が中心となってケースワークし家族の全体像を整理し，子どもの長期的な健全な発達を考える上でどうするのが良いかを考える必要があります。行政の具体的な動きとしては，市区町村の要保護児童地域対策協議会（以下，要対協）（第7章参照）にケースとして報告し，要保護児童としての対応を検討することでしょう。その際，児童相談所とも連携体制を整え，医療機関も交え，ケース会議を開催しメンタルクリニックでの様子なども共有していくことが重要です。また，妊娠中から特定妊婦としての関わりがあったのかどうか，あった場合はどのような関わりをしていたのかについても情報収集しておくことは，子どもの保護を考える上でも重要な情報となります。

　養子縁組についての情報提供は，特別養子縁組を念頭に児童相談所対応と民間団体を通して進める場合の違いなども含めて選択肢が示されることも重要で，民間団体との面談も母親が自己決定を支援する上でひとつのステップになるでしょう。子どもの親権者である母親の意思決定支援が重要となります。

　特別養子縁組を進めるのであれば，親権者である母親（A様）の同意が必要です。子どもが邪魔だといっている母親であっても，いざ養子縁組の話が目の前に提示された時には，すぐに「はい養子に出します」といえるものではないこともあります。子どもを手放すことを提案されて初めて自分のボンディングの問題に直面化することにもなるからです。そして，すでに10カ月間一緒に生活しているかわいい孫を手放すことになる祖父母にとっても，苦渋の決断となります。この事例のように祖父母が実質的な養育者となっている場合には祖父母にも納得が必要で，養子に出すかどうかの決断には時間を要することが多いです。子どもの母親であり自分たちの娘であるA様への想いや葛藤も大きくなります。このような場合は，精神科受診の際に毎回のように訴えが変化し，ある時は養子縁組を進めたい，ある時は手元で育てる，ある時は，母親に育てさせるように言い聞かせる，といった具合に迷走することも多く，決断できないままに時間が過ぎることもあります。しかし，母親のボンディングに問題があり，実際に子どもを養育していないし養育するつもりもない現状，今後の祖父母による養育もそう遠くない将来に頓挫しそうな状況であれば，

特別養子縁組という選択肢は子どもにとって最善の利益になる可能性が大きいものと考える必要があるでしょう。大人の勝手な都合（望んで出産したのではない，親が産めといったから産んだだけ，好きじゃないから子どもの父親とは結婚はしない，）や，その時々の感情（孫はかわいいから手元に置いておきたい，でも体力が持たないし母親が子育てするのが当たり前）などで子どもが翻弄されることは避けたいものです。

養親縁組の情報提供にあたっては，養子縁組を進める際のロードマップ（特別養子縁組と普通養子縁組の違いなども含む）を提示し，祖父母にBちゃんが成人するまでの子育て20年プロジェクトを任せるだけの余力があるかどうか，さらに，今後祖父母が居なくなってしまった時にこの家族関係はどうなるのか，その時，子どもはどのような扱いを受けることになるのか等について，先延ばしすることなく真剣に向き合い，母親と祖父母が自ら決めることができるように支援していくことが必要です。そして，子どもの保護決定のタイミングの項で述べましたが，この事例では養育者を変更する時期として望ましいといわれている生後6カ月をすでに過ぎています。養育者変更に伴う子どもへの影響を考えるとスピード感を持った対応が必要となります。より迅速に柔軟に対応できるところで年齢の考慮も十分にされた上での縁組が進められる必要があり，児童相談所，専門性を持った支援ができる民間の支援団体，それぞれの対応の違いも考慮しながら，医療機関と行政の連携・協働が重要となります。

【事例2】 未受診飛込み出産

妊娠のきっかけや妊娠経過等から考えてこの女性に子どもを愛情豊かに育てていく力があるかどうかと問われれば，それはとても難しいことだと推察できます。精神科受診しているわけではありませんが，妊娠中からのボンディング障害が考えられるケースです。本人も子どもの父親やパートナーとの関係もあり，子どもの養育はできないと意思表示しています。子どもの保護を念頭に，院内では担当助産師，病棟師長あるいはソーシャルワーカーなどが中心に動き，行政や本人が連絡をした民間の養子縁組支援団体とも連携しながらスピード感をもって対応するケースです。

母子健康手帳の交付を受けていないため，出産後にもらってくる必要があります。ただし，母子健康手帳は住民登録のある場所で公布されるのが通常です。住民票がある場所と居住地が違っている場合は双方の役所に連絡し相談することになります。病院からの距離や状況にもよりますが，搬送先の病院から行政に連絡し，飛び込み出産など事情を説明することで本人確認ができしだい面談を兼ねて行政担当者が母子健康手帳を持って病院に来てくださることもあります。母子健康手帳は出生時の状況や成長していく上で予防接種の記録など健康管理に関する重要な記録であると同時に，出自を知る上でも貴重な資料となります。今回のような未受診，自宅での無介助出産であっても，搬送先の病院の協力を得ながら可能な範囲で記録を残していくことは，子どもの福祉から考えてとても重要な支援

となります。
　また，この女性は保険証も持っていません。このような場合には，アウトリーチができる民間の養子縁組支援団体の職員が退院後に役所に同行し，保険証の作成（過去の履歴をさかのぼる必要があります）をサポートすることができます。また，出生届の提出も同行し支援します。しかし，自宅無介助出産の場合，状況によっては出生証明書が出ない場合もあります。その場合は，母親本人しか証明することができないため，それを裏づけるための資料（母親の住民票，申述書，救急搬送された場合は搬送証明書，出産時の写真，その他出生を証明できる書類等）を提出する必要があります。そしてそれらの書類は法務局でいったん預かり，調査が行われたのちにこの女性が確かにこの子どもを出産したと証明されれば出生届の受理となります。1カ月から2カ月の時間を要します。通常1週間程度，早ければ数日で登録される戸籍が出生届の段階でつまずき，1から2カ月を要することになるのです。出生届などの行政手続きがスムーズに進むことは，特別養子縁組を進める上でも重要なことです。縁組が成立するまでは，氏名も実親の姓のままです。親権も実親にあります。特別養子縁組申立てに必要な書類が整うことで申し立てができ，最低6カ月間の試験養育期間を終え，裁判所の呼び出しに応じるなど手続きを着々と進めることで裁判が進むのです。出生届の段階でつまずくと，申し立てそのものが遅くなり，大きな時間のロスになります。せっかく特別養子縁組という制度を利用して子どもにとっての恒久的で安心できる地位が得られるはずなのに，長期間にわたって養親家族の同居人という立場で過ごすことになります。裁判が滞るような事態は避けたいものです。
　特別養子縁組の場合は先にも述べたように，ただ単に子どもを養親候補者に預ければよいというものではありません。行政主導の特別養子縁組支援であれ民間団体による支援であれ，法律に則って様々な手続き，手順を踏む必要があります。実母の同意を得る（婚姻関係にある場合や，妊娠中に認知している場合などは実父の同意も必要）などがそれにあたります。実母自身が自分での養育が難しく，自分の意志で特別養子縁組を望み，子どもを託したという納得が必要です。また，養親の側としては，妊娠中健診を受けていないため感染症をはじめとした子どもへの何かしらの悪影響がある可能性も否定できません。複雑な背景をまるごと受け止める懐の深さが必要となります。そうした覚悟を持った養親も，新生児からの養育がスタートすることは，養親と赤ちゃんとのボンディングに良い影響をもたらすことは確かであり，妊娠期間中，何の配慮も受けてこなかった赤ちゃんが，退院と同時に新しい養親家族のもとで大事に愛情豊かに育ててもらうことができるのは赤ちゃんにとって最善の利益だと考えられます。
　この事例のように，未受診ではあったものの出産直前に養子縁組団体に連絡をするなど赤ちゃんの行先を考えて行動している点では，すこし救われる想いがします。未受診飛び込み出産で，病院で出産はしたものの，入院期間中の赤ちゃんを置き去りにして無断退院をしてしまう母親もいます。このような場合，母親の行方が分からなくなり連絡が取れな

くなってしまうということが、その後の子どもの成育環境を大きく左右することにもなります。この事例のように育てる意思がないことをしっかり表明し、特別養子縁組の同意が取れれば、子どもにとっては新しい家族のもとで暮らせる安定が得られます。しかし、母親の行方がわからなくなってしまうと、特別養子縁組を進めることも困難になってしまいます。多くの場合は乳児院への措置となります。子どもの立場から考えると特別養子縁組で恒久的な家庭を持つことができるのと乳児院への措置とでは人生のスタートラインが大きく異なります。未受診飛び込み出産の背景には実母の複雑で困難な事情があることは十分推察できます。入院中に今後の子どもの養育に関することに方向性を出すだけでなく、助産師や医師らによる実母への健康教育も必要ですし、経済的に困窮している場合には生活の立て直しの道筋を立てることも必要になるでしょう。出産後の短い入院期間でいかに実母と支援者がボンディング形成を図り、ニーズを引き出し、可能な限りそれに沿った支援をしつつ、子どもに対しては生命の安全と健やかな成長を保障する環境を整えることが同時進行で行われる必要があり、訓練された対応が求められます。

（1）妊娠出産包括支援事業における「子どもの保護」の位置づけ

このように「子どもの保護」を念頭におきながら地域母子保健スタッフや医療関係者が対応することについては厚生労働省が示す「妊娠・出産・子育て等に係る相談体制等の整備について」の中でその連携の在り方や制度が明記されています。これは厚生労働省が平成23（2011）年7月27日付で都道府県に通知した「妊娠期からの妊娠・出産・子育て等に係る相談体制等の整備について」（雇児総発・雇児福発・雇児母発0727第1号，2011年）により相談体制の整備を促したものです。「子ども虐待による死亡事例等の検証結果等について第7次報告」を受けての通知ですが、妊娠等に悩む人たちからの相談に対し、各相談機関が、相互に連携して適切な対応を行なえるようにするとともに、社会的養護による支援体制についても、各相談機関等に周知し、必要とする人への的確な情報提供と活用の促進を図り、児童虐待の防止を図ることが必要、と明記されています。

さらに、妊娠期からの子育て期にわたるまでの切れ目ない支援を行う「子育て世代包括支援センター」（母子保健法第22条　おおむね平成32年度末までに全国展開を目指すとされている）を中心にした妊娠・出産包括支援事業の展開のなかでも「養子縁組」制度を組み込んだ体制が図示されています。（厚生労働省，2017f）

（2）専門職としてどう対応するか

助産師外来で担当した妊婦が「なんで妊娠したんだろう。こんな子はいらない。」「お腹の子，死んでしまったらいいのに」とつぶやいたり，出産後退院当日の母親が子どもを目の前にして「この子，私を嫌がっているみたいでかわいくないです」といったりしたら、どうでしょうか。

こちらの準備が整っていなければ，このような妊婦や母親の言葉にドキッとして「なんでこんなことを言うのだろう」と困惑し，場合によっては，嫌悪感を抱くかもしれません。しかし，胎児や子どもに対するネガティブな感情も素直に口に出してもかまわない，何でもいってほしいと思っていたら，「よくぞ話をしてくださった」と思って，少し身体を前のめりにして「赤ちゃんがかわいくないと思うのですね。もう少し詳しく教えていただけませんか？」と伝えることができます。きっとここから治療が始まり，解決方法を探ることになるのだと思います。望まない妊娠だったり，不倫だったりパートナーとの問題がある，経済的な問題もある，母親自身の被養育体験からくる子どもへの違和感など多くの背景がある中で，赤ちゃんがかわいいと思えない自分を自覚し，信頼できる誰かに伝えてみる，そこから何かがはじまるように思います。

　ボンディング障害というものに専門職としてどう対応するか，子どもの福祉という視点も持ち困難を抱えている女性のことを知り，関係者と情報共有し知恵を出し合い，そこから何かしらの対応策を見つけていけばよいと思います。

第❾章

あらためてボンディング障害とは何か

北村　俊則

1　なぜボンディング障害が見過ごされてきたのか

　周産期精神医学のなかで，ボンディング障害が主題として取り上げられたのは1990年代半ばです。Brockington（1996）がその著書 *Motherhood and mental illness* の1章として"The mother-infant relationship"を発表したのが嚆矢でしょう。翌年には Kumar (1997) が "Anybody's child" という表題の論文を発表しました。「だれの子どもでも……」という表題はまさに「言いえて妙」のものでした。

　一方，周産期精神医学がひとつの専門領域として樹立し始めた1970年代には，その主要目標は産後うつ病でした。このことは第5章に詳しく述べてあります。産後うつ病の臨床研究を行った人々の多くは，妊娠期間からの追跡（コホート）調査を行ったのですが，その中で，うつ病が実は妊娠期間にも現れることを見出しました（Kitamura, Shima, Sugawara, & Toda, 1993; Kitamura, Sugawara, Sugawara, Toda, & Shima, 1996）。やがて，1980年代に入り，周産期のメンタルヘルスで取り上げるべき状態のリストのなかに，不安障害が含まれるようになってきました。ですから，ボンディング障害への注目は，気分障害や不安障害に比べると大変遅かったのです。

　われわれの臨床現場でボンディング障害に気づくのが遅れたのはなぜでしょうか。以前，産後3か月健診を受けた母親約1300人を対象とした調査を行ったことがあります（Kitamura, Yamashita, & Yoshida, 2009）。このうち5％（58人）の母親が抑うつ状態と判断されましたが，その中で自ら治療を求めて受診したものは4人（7％）のみでした。2項目版のMIBSで評価した産後のボンディング障害を見てみると，抑うつ状態でも受診した母の得点（1.00）は抑うつで受診した母のそれ（1.37）より有意（$p < .001$）に高かったのです1。つまり，医療機関を受診した産後の女性たちは，抑うつ状態はあっても，ボンディングの困難はあまり存在しない事例だったのです。ボンディング障害の女性たちに抑うつが並存することは，疫学的研究で多く指摘されています。こうした疫学研究の対象は，地域に住んでいる産後の女性たちであり，精神科医療機関を受診した女性ではありません。精神科医療の現場でボンディング障害が見逃された重要な理由のひとつは，こうした女性たちが受診しないことにあるのです。

そもそもボンディング障害の人たちのなかには，そのことに苦痛を感じない人も多くいます。子どもに愛情を感じることがないので，育児は実両親や舅姑，あるいは他の養育者に手放し，自身は仕事を始めたりしています。周囲の人々は，それがボンディング障害と呼ばれるものであることも知らず，従って医療機関に相談することさえしません。もちろん，自分が産んだ赤ちゃんをかわいいと思えないことを悩んでいる女性も本当に数多くいます。しかし，その事実を自己開示することは大変きついことでしょう。ボンディング障害の女性は，「自分が産んだ赤ちゃんをかわいいと思えない母親など，存在するはずはない。自分のような親は歴史上はじめてだと思う」ということがよくあります。羞恥心が受診を妨げているのです。

　オックスフォード大学の研究グループが行った研究もこの仮説を支持するのものです。これは，産後4週から1年までの母親を対象とした調査で，産後うつ病の程度をエジンバラ産後うつ病自己評価票（Edinburgh Postnatal Depression Scale: EPDS）で測定し，さらに恥と罪責感，精神科医療サービスを受ける態度を測定しました。EPDS得点は恥と罪責感で有意に予測できました。さらに，精神科医療サービスを受ける態度は恥の感覚が強いほど低いことが明らかになりました（Dunford & Granger, 2017）。もっとも，恥や罪責感は，その人が子どもの頃，母親から受けた養育に愛情ある暖かさが欠けているほど強いという報告もあり（Meesters, Muris, Dibbets, Cima, & Lemmens, 2017），おそらく多くの交絡効果や介在現象もあるのですから，因果について結論を急ぐことはできません。しかし，恥の感覚が強い人ほど受診行動に結びつかないことは考慮に値するでしょう。

　ボンディング障害を精神科医療者が見逃していたもうひとつの理由は，この状態に診断名がついていなかったことでしょう。産後うつ病という言葉が使われる前から，「うつ病」という診断名は存在していました。ですから，我々はそれが周産期も存在することを認めればよかったのです。しかし，診断名が存在しない状態を，医療の対象であると認識するには，多大な集中力が必要でした。個人の内部の問題というより，親子という関係性の問題に診断名をつけることへの抵抗もあったのかもしれません。そして，いまだに国際的診断病名集（DSMやICD）にはボンディング障害が独立した病名として掲載されていません。病名を付与することが，まっとうな医療援助の基礎だと主張することも説得力があります。実務的なことですが，病名がなければ健康保険の診療の対象にならず，医療機関は「持ち出し」のサービスをすることになります。一方で，精神疾患の「病名」には偏見を作る強い力があります（北村，2017）。疾患の病態に対する偏見もありますが，病気の名称ゆえの偏見も存在します。医療としての支援と病名に対する偏見除去は，大変慎重なバランス感覚をもって進まなければいけない課題です。ボンディング障害はまだ日本において馴染みのない名称です。今後，われわれがリテラシー活動をする場合には，十分な配慮をすべきことがらでしょう。

2 ボンディング障害を理解する

(1) 概念と診断基準

　本書の第1章から第3章にかけて述べたように，周産期のボンディングとボンディング障害については，その症状を統計的に精査する研究が行なわれています。しかし，ボンディング障害という診断カテゴリーについて，内容妥当性の検討をしなければいけません。内容的妥当性とは，そもそもある概念を表示する観察変数の集合体（これを universe と言います）から，その集合体のさまざまな側面を代表する観察変数を漏れなく均等に選択していることを指します。本来，テストを作るときの理論です。例えば，中学1年生が習得すべき英単語が300単語あったとしましょう。期末試験でそのすべて（300単語）を出題することはできません。せいぜい，20単語だとしましょう。では300単語のうちからどの単語を拾い上げれば妥当な試験問題といえるでしょうか。文字数の少ない単語（例：dog, go, at, red）だけでも困りますし，ひとつの領域の単語（例：red, purple, green, yellow）だけでも不適切です。ですから，もし我々がボンディング障害の本態を事前に知っていたとすれば，ボンディング障害のさまざまな側面を程よく拾い上げたテスト，すなわち診断基準を作ることができ，また適切な評価法も作成できるのです。しかし，現実にはだれもまだボンディング障害の本態を把握はしていないのでしょう。これは精神科診断学に常に現れる難問なのです（北村，2013a）。

　ボンディング障害の評価尺度の因子分析からいくつかの複数の因子が認められています。MIBS（Kitamura et al., 2015）と MIBQ では Lack of Affect と Anger and Rejection が，PBQ（Ohashi, Kitamura, Sakanashi, & Tanaka, 2016）では Anger and Restrictedness, Lack of Affect, Rejection and Fear が認められています。したがってボンディング障害の症状は複数の側面があることが推定できます。しかし，因子分析は，そこに投入する項目（つまり症状）を換えることでいかようにも結果が変わるものです。見えるべき事象も見えなくなる危険性も孕んでいます。ボンディング障害の概念の再考，症状項目の選別の見直し，そして因子分析手法の再検討は，今後に残された最重要課題です。

(2) 感情研究との関連

　こうした側面をボンディング障害の診断概念に含めることの妥当性は，そもそも内容妥当性の外的基準が確定できない現象なのですから，不明瞭になってしまいます。そこで，そもそもボンディングとは何かに立ち返って考えてみましょう。ボンディングは親が赤ちゃん（そしてその後，その子にかなり永続的）に向ける感情であると，第1章で説明しました。わが子を愛しいと思う感情は文化横断的で，何時の時代にも，どの文化でも存在するものでしょう。そうであればボンディング障害も文化横断的に見られるものです。人間

が，文化の影響から離れて有する感情であると考えられます。では，文化横断的感情にはどのようなものが含まれるのでしょう。この問題の答えは比較行動学（ethology）に求めることができます。なお，英語で emotion は比較的短い期間に発生する内的体験，mood は比較的長期に持続する内的体験，affect はそうした内的体験が表情や行動として外部に表れるものを指します。しかし，はっきりした区別なく，ほぼ同義語として使われます。

さて，人間の表情と感情の関係を研究した ethologist である Ekman (1993) によれば，広く人類共通に見られる感情には怒り（anger），嫌悪（disgust），幸福感（happiness），悲しみ（sadness），恐れ（fear），驚き（surprise）の6つがあると報告しました。これらの感情は表情に表れるものです。感情には，例えば恥，誇り，気まずさ，後ろめたさなど，必ずしも表情には出ない，あるいは出にくいものもあります。これらの感情は自分を意識した感情ですので自己意識感情（self-conscious emotion）とも呼ばれています（Tangney, 1990; Tangney, Wagner, Fletcher, & Gramzow, 1992; Tangney, Wagner, & Gramzow, 1992）。広く人類共通に見られる感情はむしろ，外界の対象に感情が向く特徴があるといえるでしょう。表情を使って，我々は自分の感じていることを相手に伝えることができます。そして，広く人類共通に見られる感情には発生学的意味があるのでしょう。そのことはここでは触れず，次に，それらの感情表出を親から赤ちゃんへの感情に当てはめてみましょう（表9-1）。

まず，多くの親が抱く感情は愛情です。「かわいい」と感じ，赤ちゃんに微笑みかける行動は，文化横断的な基本的感情です。生まれてから以降の養育態度の重要な柱のひとつが親の子に対する暖かさであることは，多くの研究者が認めるところです（Parker, 1983; Parker, Tupling, & Brown, 1979）。しかし，ボンディング障害ではこれが低下します。「赤ちゃんに微笑まない」，「赤ちゃんに声をかけない」という特徴が認められます。これは Ekman の定義する幸福感の障害でしょう。

次に，親が赤ちゃんに言語的，身体的攻撃性を向けることがあります。過剰になれば問題ですが，怒りの感情は人類にとって不可欠の感情です。ストレスに暴露した際，逃げるにも戦うにも必要になる感情です（Likierman, 1987）。この攻撃性が新生児虐待の素地になるのでしょう。Ekman の定義する怒りが当然これに対応します。

さらに「赤ちゃんが怖い」といって触らない，抱き上げない親がいます。抱っこしたいという感情がある一方で，例えば「もし手を離して赤ちゃんを床に落としたらどうしよう」という，ほとんど強迫観念に近い感情を訴えるのです。赤ちゃんは自分で身を守ることはできません。生殺与奪の権利を親が握っています。それだけ親の責任は重く，親もそれを実感しています。対象の明確な不安が恐怖です。赤ちゃんを傷つけてしまうという不安は，手を放して落としてしまうという恐怖として現れるのです。こうした恐怖の感情は Ekman の恐れに相当します。

また，育児に何の関心も示さず，自分の日常的生活を続ける親も，臨床上見かけます。

表 9-1 周産期ボンディングの要素，表現型，感情領域，パーソナリティ

ボンディングの要素	表現型	感情領域	パーソナリティ
愛情（の欠如）	赤ちゃんに微笑まない 赤ちゃんに声をかけない	(Lack of) Happiness	Reward dependence (low)
攻撃性	言語・行動で攻撃する	Anger	Novelty seeking
恐怖	怖がって触らない	Fear	Harm avoidance
拒絶	育児をしない	Disgust	Self-transcendence
かけがえのなさ	育児放棄 養子先を探す	Not applicable	Co-operativeness (low) Self-directedness (low)

育児をだれがするかに何の興味も持ちません。自分がオムツの交換をしなければならないと，大きめのピンセットで脱脂綿をつかみ，まるで汚物処理をするかのように赤ちゃんのお尻の周りを拭くのです。こうした拒絶は Ekman の嫌悪に相当すると思われます。嫌悪の感情は，人類の発達の早い頃から存在した感情であるといわれています（Haidt, & Graham, 2007）。神に対する畏敬の感情や，神聖なものを尊重する感情の基礎とも考えられており，不潔なもの，穢れたものへの否定的感情を生むもとといわれています。これらは，自分を感染や外傷から守り，外部集団からの侵略に対抗する感情でもあります。

頻度は減りますが，積極的に里親や養子縁組の情報を集め，子の養育を他人に依頼してしまう親もいます。「かわいいが，自分の生活を犠牲にしてまで育児はできない」と主張します。育児放棄に繋がる行動です。しかし，こうした感情を説明できる Ekman の感情分類は見当たりません。

もし，ボンディングが人類が文化横断的に広く有する感情であるなら，感情の動物行動学的分類と研究成果を組み込んだ考察も必要になるでしょう。

（3）パーソナリティ

感情の背景にはパーソナリティがあります。一定のパーソナリティ傾向と一定の感情との関連についての研究は多数報告されています。そこでパーソナリティの分類と評価方法で広く使用されている Temperament and Character Inventory（TCI: Cloninger, Przybeck, Svrakic, & Wetzel, 1994）の理論に則ってボンディング障害をみてみましょう（表 9-1）。Cloninger, Svrakic, and Przybeck (1993) によれば人のパーソナリティは気質（temperament）と性格（character）から構成されます。前者は遺伝的に大きく規定されるパーソナリティの部分で，反射的な感情の特徴を現していると考えられています。気質には，新奇性追及（novelty seeking），損害回避（harm avoidance），報酬依存（reward dependence），持続（persistence）が含まれます。性格は，成長に伴って意識レベルで身についてくる個性であり，自己の定義に関わるパーソナリティの部分です。ここには，自己

志向（self-directedness），協調（co-operativeness），自己超越（self-transcendence）が含まれます。

　ボンディング障害の側面のうち愛情の欠如は報酬依存が低いことで説明できるでしょう（表9-1）。報酬依存の高い人の気質は，他者に対する感受性と愛着があり，健康に依存できるものです。他者に対して反応的に有する愛情を基礎にしています。一方，報酬依存が低い傾向を示すパーソナリティはクラスターAに含まれる，schizoid personality, schizotypal personality, paranoid personalityでみられています（Ball, Smolin, & Shekhar, 2002; Ball, Tennen, Poling, Kranzler, & Rounsaville, 1997; Battaglia, Przybeck, Bellodi, & Cloninger, 1996; Bayon, Hill, Svrakic, Przybeck, & Cloninger, 1996; Bejerot, Schlette, Ekselius, Adolfsson, & von Knorring, 1998; Casey & Joyce, 1999; Goldman, Skodol, McGrath, & Oldham, 1994; Griego, Stewart, & Coolidge, 1999; Maggini, Ampollini, Marchesi, Gariboldi, & Cloninger, 2000; Mulder, Joyce, Sullivan, Bulik, & Carter, 1999; Nagoshi, Walter, Muntaner, & Haertzen, 1992; Svrakic et al., 2002; Svrakic, Whitehead, Przybeck, & Cloninger, 1993）。他者との関わりに意味を見出さず，対人接触が少ない，孤立的傾向のあるパーソナリティです。赤ちゃんとの交流場面でも，積極的に愛情を感じることが少ないことが想定できます。

　ボンディング障害における攻撃性は新奇性追及で説明できます。新奇性追求の強い人は，外向的で衝動性が強く，新しいものへの探索傾向が強いのですが，まとまりを欠く傾向があります。反射的な怒りの感情の基礎になっていると考えられています。この傾向は，注意欠陥多動性障害（Anckarsäter et al., 2006; Cho et al., 2008, 2009b; Downey, Pomerleau, & Pomeeleau, 1996; Downey, Stelson, Pomerleau, & Giordani, 1997; Faraone, Kunwar, Adamson, & Biederman, 2009; Lynn et al., 2005; Purper-Ouakil et al., 2010; Smalley, Loo, Hale, Shrestha, & McGough, 2009; Tillman et al., 2003; Yoo et al., 2006），あるいは児童の反抗的行動（Hiramura et al., 2009; Kim et al., 2006; Rettew, Copeland, Stanger, & Hudziak, 2004; Ruchkin, Koposov, Eisemann, & Hägglöf, 2001; Ruchkin, Schwab-Stone, Koposov, Vermeiren, & Steiner, 2002）や多動（Johnson, Waid, & Anton, 1997）で高く，パーソナリティ障害の中では反社会性パーソナリティ障害（Ball, Tennen, Poling, Kranzler, & Rounsaville, 1997; Battaglia, Przybeck, Bellodi, & Cloninger, 1996; Bayon, Hill, Svrakic, Przybeck, & Cloninger, 1996; Goldman, Skodol, McGrath, & Oldham, 1994; Griego, Stewart, & Coolidge, 1999; Maggini, Ampollini, Marchesi, Gariboldi, & Cloninger, 2000; Nagoshi, Walter, Muntaner, & Haertzen, 1992; Svrakic et al., 2002; Svrakic, Whitehead, Przybeck, & Cloninger, 1993）で高いと報告されています。子どものわずかな行動に対しても，怒りの感情で反応するのでしょう。

　親が赤ちゃんに対して抱く恐怖は，損害回避で説明できます。これは反射的な恐怖の感情の基礎になっていると考えられます。損害回避の強い人は，悲観的で，予期不安が強く，簡単に疲れる傾向が認められます。不確実なものへの恐れを強く持ちます。知らない状況を挑戦のチャンスと捉えるのではなく，脅威の可能性を強く感じるのです。恐怖症（Cho et al., 2009a; Mörtberg, Bejerot, & Wistedt, 2007; Pallanti, 2007) や強迫性障害（Alonso et al., 2008; Bejerot, Schlette, Ekselius, Adolfsson, & von Knorring, 1998; Ettelt et al., 2008; Kusunoki et al., 2000; Richter, Summerfeldt, Joffe, & Swinson, 1996），パニック障害（Marchesi, de Panfilis, Cantoni, Giannelli, & Maggini, 2008; Wachleski et al., 2008）は損害回避が高いことが知られています。赤ちゃんのケアは，予測が難しく，臨機応変の対応が求められます。こうした状況は，損害回避の強い人にとっては，予測のできない，恐怖の対象となるのでしょう。

　拒絶は自己超越で説明できるでしょう。自己超越の高い人は，目の前の現実より，時空を越えた超越的力との融合を感じたりする特徴があります。「芸術家肌」といっても良いような特徴です。現実に根ざした判断が難しくなります。統合失調症（Boeker et al., 2006; Bora, & Veznedaroglu, 2007; Hori et al., 2008; Smith, Cloninger, Harms, & Csernansky, 2008）やアスペルガー障害（Soderstrom, Rastam, & Gillberg, 2002）で高く，またパーソナリティ障害では paranoid（Bayon, Hill, Svrakic, Przybeck, & Cloninger, 1996;），schizotypal（Casey & Joyce, 1999; Mulder, Joyce, Sullivan, Bulik, & Carter, 1999）で高いことが報告されています。自己超越が高い人は，不潔なもの，穢れたものへの不快感を強く感じるのでしょう。

　最後にかけがえのなさは協調と自己志向の低さで説明できると考えられます。協調に秀でた人は，集団の他の構成員に対して共感と愛着を感じます。他の人の立場を理解し，援助を惜しまない傾向があります。自分が「この集団に属している」ことを強く感じます。児の自主性を尊重すると同時に愛情を示す親ほど協調が高いことが報告されています（Kitamura et al., 2009）。また，自己志向の高い人は，自身の責任と人生の目的を明確に認識できる傾向が強いのです。こうしたパーソナリティで自分の赤ちゃんが「わが子」であるという意識を強く有することができるのかもしれません。かけがえがないという感覚がなければ，目の前のわが子は，他人の赤ちゃんと同程度にかわいいのみであり，他と変わりうる存在でしかありません。

　倫理学のケア論でいわれるケアの本質は，相手をケアすることで自らも成長するが，相手を自分の成長の道具として利用するものではなく，あくまでも相手を一個のパーソナリティとして認める一方で，自分にとって不可欠の相手であると感じることにあります（Mayeroff, 1971）。新生児室に勤務する看護スタッフにとってはどの赤ちゃんもかわいく，かわいいという点だけでは，実の親に負けるものではありません。しかし看護スタッフにとってはどの赤ちゃんも "one of them" であるのに対し，実親にとっては「世界に一人しかいないわが子」という感覚があります。看護スタッフにしてみれば，「この赤ちゃんもかわいいが，あの赤ちゃんも同様にかわいい」でしょう。一方，親にとっては，自分の子は他の赤ちゃんと比較をする対象ではなく，自分にとって他に換えようのない存在と認識しているはずです。一方，この感覚が低ければ，赤ちゃんを手放すことへの抵抗感は少なくなり，他の条件がそろえば里子や養子に出す可能性も高くなるでしょう。

　わが子をかけがえがないと感じるという感情は，周産期（そしてそれ以降の）親の子に

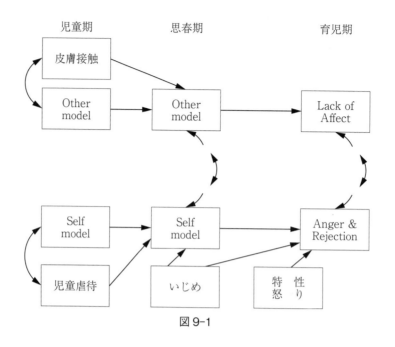

図 9-1

対するボンディングの基礎をなす部分だと思われます。にもかかわらず，これまでの研究ではあまり光が当たってこなかったように思います。

（4）アタッチメント

本書ではボンディングはアタッチメントと別個の概念であると述べてきました（第1章参照）。アタッチメントは赤ちゃんが親に対して抱く感情であり，一方ボンディングは親が赤ちゃんに対していだく感情です。両者は相補的関係にあります。赤ちゃんのときに獲得したアタッチメントスタイルは内在化されて内的作業モデルになり，以降の重要他者との関係性の基礎となります（図9-1）。

思春期から成人期を迎えた段階でのアタッチメントスタイルの研究では，恋人や配偶者等に対する関係性の持ち方が，乳幼児期に認められたアタッチメントスタイルと類似のパターンを示すことが知られています。そして，それは，相手は信頼に値するという他者モデル（other-model）と，自分は愛されるに値するという自己モデル（self-model）の2軸で評価されます（Bartholomew & Horowitz, 1991; Griffin & Bartholomew, 1994）。自己モデルと他者モデルの双方が良好なスタイルが安定した成人アタッチメントスタイルです。成人アタッチメントが形成されるのは，乳幼児期に有していたそれが影響するのでしょうが，以降のさまざまな体験も影響しているでしょう。例えば，小さい頃の親との「スキンシップ」（おんぶ，だっこ，ハグなど）が多いほど，成人になったときの他者モデルが良好だという報告があります（Takeuchi et al., 2010）。児童期に虐待を受けるとアタッチメントスタイルは不安定になります。

自分の赤ちゃんという大変重要な他者との関係性を新しく開始する際にも，当然に従来のアタッチメントスタイルが現れてくると想定しても妥当でしょう。そして，例えばMIBSにおける二つの下位尺度，Lack of Affection と Anger and Rejection が，それぞれ他者モデルおよび自己モデルの悪さに影響されると仮定することも興味深いかもしれません（図9-1）。親が持っているアタッチメントスタイルが，児に対するボンディングのスタイルとどのような関係にあるかの研究は，これまでほとんど見られません。今後の可能性の多い領域でしょう。

3　予防と治療に向けて

（1）心理療法・育児スキル教育・社会資源の提供

ボンディング障害の予防と治療については第7章で述べました。ボンディングの治療は大きく（a）個人心理療法，（b）育児スキルの教育，（c）社会資源の提供の3つの領域について対策を講じる必要があります。

個別の心理療法には，従来開発されてきたさまざまな技法が応用できるでしょう。臨床経験から考えると，ボンディング障害の事例では，適した心理療法はひとつに限定されるものではないように思います。一般の心理療法の場合と同じく，クライエントについての注意深いアセスメントに則って決定すべきでしょう。臨床現場を考えると，心理療法の専門家が個別の産科医療機関に配属されてはいません。また産科医療機関から心理療法を行なっている機関へ紹介することも容易ではありません。日々，母親や父親に接している周産期医療の専門家である，助産師や看護師が，心理療法の基本的技法（例：北村，2013b）を習得し，ボンディング障害の初期対応に当たることが望ましく，また実現可能な対策でしょう。その上で，対人関係療法，認知療法，行動療法，解決志向短期療法など，各種の短期療法の技法を学ぶ必要があります。ボンディング障害が児の発達や親子関係に与える影響を考えると，治療期間は短期であるべきです。

育児スキルの教育については第7章で細かく触れました。社会資源の提供も，臨床の実際では大変重要な側面です。育児に関する社会資源は多く存在します。しかし，初めて親になった人たちは，どこにどのような資源があるのかについて，ほとんど情報を持っていません。また，どこで相談すればよいのかもしれません。医療者が積極的に情報提供することが大切です。そのためには医療者自身が，自分の活動している地域内で得られる社会資源について詳しく把握しておく必要があります。

配偶者や他の家族の支援も不可欠です。しかし，配偶者の側からすれば，赤ちゃんが生まれたことに加え，妻が心理的問題を抱えたのですが，強いストレスが発生してことは明らかです。例えば，産後にうつ病が発生する率は女性（赤ちゃんの母親）のそれと配偶者（女性の夫＝赤ちゃんの父親）のそれは，ほぼ同率であることが知られています（Paulson &

Bazemore, 2010)。配偶者や家族を治療の補助者として利用するのではなく，むしろ医療者が支援を行なう対象と考えるべきです。家族精神療法や，配偶者に対する個別セッションを準備する必要が，少なからずあります。

　もうひとつボンディング障害の治療で重要なことは，治療環境を外来にするか，病棟での入院にするかです。基本的には外来での治療が原則です。しかし，ボンディング障害に並存する他の精神疾患（例えばうつ病）が非常に重症，希死念慮が強い，精神病性症状（幻覚，妄想，緊張病性症状，思考形式の障害）が前景に立っているなどの場合，入院治療が必要なこともあります。この際，母児の接触を維持する必要があります。自宅から毎日赤ちゃんを運んでもらうことが現実的な困難を伴います。国外では mother baby unit (MBU) という設定をすることが多く見られます (Buist, Dennerstein, & Burrows, 1990; Howard, Thornicroft, Salmon, & Appleby, 2004; Meltzer & Kumar, 1985)。母児を同じ病棟に入院させるのです。Ian Brockington が 1980 年代前半に Birmingham 大学医学部精神医学の教授に就任するに当たり，MBU で一つの病棟の建設を要求しました。イギリスにおける周産期メンタルヘルスの重要性の意義が広く認められていることの証左でしょう。

　しかし，日本において MBU は未だに存在しません。母が精神科に入院した際に，赤ちゃんを病棟に連れ込むことさえ嫌がられます。一緒の病室に入るのはなおさらです。「感染症が心配だから」という理由が述べられます。しかし，誰から誰への感染症が心配なのでしょうか。赤ちゃんから他の入院患者へ病原体が感染するという意味なのでしょうか。生後数か月の赤ちゃんは各種ワクチンを打たれていて，病原体についてはほとんど問題がない状態のはずです。それでも危険だというのであれば，周産母子センターの新生児室に親族が入室することも遠慮しなければいけません。それとも精神科病棟に入院中の成人の患者から赤ちゃんに病原体が感染するという意味なのでしょうか。日本の精神科病棟はそれほど感染源があふれているのでしょうか。そうであれば，精神科病棟には成人の見舞い客も入れられないことになります。おそらく不必要な危機管理意識から，赤ちゃんを病棟に連れ込むことに過度の不安を持っている結果，「感染症が心配だから」という発言がでるのでしょう。日本のなかで MIB を作ろうという動きがいくつかあったことは，見聞きしています。いずれも途中で頓挫しています。1970 年代後半に私がイギリスのごく普通の精神科病院で研修医として勤務していた時の話です。私は男性急性病棟を担当していました。何かの用で隣の女性急性病棟に行くと，ベビーベッドがデイルームにおいてあり，その脇に看護師がいました。「あれは何ですか？」とその病棟スタッフに聞くと，「これはベビーベッドです」という答が返って来ました。「それは知っているけれど，何のためですか？」と再び問いました。女性病棟の看護師は誇らしげに，「これが当病院の歴史上最初の Mother Baby Unit です」と答えたのです。MIB とはこれだけのことなのです。対象女性の精神疾患のみを治療の対象とするのではなく，対象患者とその人の重要他者（この場合は生んだ直後の赤ちゃん）の関係性が治療の対象であるという意識の変革があれ

ば，MIB は数日で完成できるのです。

　集中的精神科療法を行なう病棟入院は必要でないが，自宅にて週１回の外来に通院する以上の治療的かかわりが必要な事例も多く見られます。その場合，ひとつには外来担当者が往診をする，いわゆるアウトリーチサービスが，援助技法の候補に挙がります。また，最近は産後ケアにと特化した助産院もできてきました。助産院に親子で入院し，日々のケアは看護スタッフが行い，周産期医療の専門家が，随時往診するスタイルも，今後検討する価値のある選択肢です。配偶者が助産院に勤務が終わってから同室することも良いでしょう。

（２）子どもの保護

　子どもの保護については第８章で述べました。虐待に繋がる事例については第６章で紹介しました。本来，赤ちゃんは権利主体ですが，その権利を主張する能力をまだ獲得していません。ですから，それを代行する人が必要になります。通常は親権者が代行者になります。しかし，虐待事例や社会養護を行なう場合等，親と赤ちゃんは利益相反（conflict of interest）の関係になります。その場合，赤ちゃんの権利を法的に代弁できる役割を設定する必要があります。現行の法制度では児童相談所がその役割を担うのでしょうが，現実には多くの地域の児童相談所は「法定代理人」の役割をこなせる状態にはないと思われます。この領域における，法学的見当は喫緊の課題です。

　最終的に「捨て子」にいたる事例もあります。日本における捨て子問題は改めて取り上げるべき大きな課題です。いわゆる赤ちゃんポストの意義と問題点も，注意深く検討しなければいけません。また，いくつかの国で開始されている，匿名出産についても，真剣に考えるべきでしょう（Klier et al., 2013; Grylli et al., 2016）。匿名出産の制度が開始されてから，新生児殺の比率が低下したという報告は注目に値します。

（３）年長児へのボンディング障害

　ボンディング障害が新生児期に出現し，それが援助のないまま何年も経過することもあります。年長児に対する虐待事例や，親子関係の問題を抱えたケースに見られることもあります。実は，年長児に対するボンディング障害の症状構造，成因，影響，援助方法について，多くは分かっていません。これは，今後の大きな課題です。

引 用 文 献

Ahn, H. Y., Lee, J., & Shin, H. J. (2010). Kangaroo care on premature infant growth and maternal attachment and post-partum depression in South Korea. *Journal of Tropical Pediatrics, 56,* 342-344.

Ainsworth, M. D. S., Blehar, M. C., Waters, E., & Wall, S. (1978). *Patterns of attachment: Assessed in the strange situation and at home.* Hillsdale, N. J.: Lawrence Erlbaum.

Alhusen, J. L. (2008). A literature update on maternal-fetal attachment. *Journal of Obstetric, Gynecologic, and Neonatal Nursing, 37,* 315-328.

Alhusen, J. L., Frohman, N., & Purcell, G. (2015). Intimate partner violence and suicide ideation in pregnant women. *Archives of Women's Health, 18,* 573-578.

Alhusen, J. L., Hayat, M. J., & Gross, D. (2013). A longitudinal study of maternal attachment and infant developmental outcomes. *Archives of Women's Mental Health, 16,* 521-529.

Alonso, J., Angermeyer, M. C, Bernert, S., Bruffaerts, R., Brugha, T. S, Bryson, H., … Vollebergh, W. A. (2004). ESEMeD/MHEDEA 2000 Investigators, European Study of the Epidemiology of Mental Disorders (ESEMeD) Project: Use of mental health services in Europe: Results from the European Study of the Epidemiology of Mental Disorders (ESEMeD) project. *Acta Psychiatrica Scandinavica Supplement, 420,* 47-54.

Alonso, P., Menchón, J. M., Jiménez, S., Segalàs, J., Mataix-Cols, D., Jaurrieta, N., … & Pujol, J. (2008). Personality dimensions in obsessive-compulsive disorder: Relation to clinical variables. *Psychiatry Research, 157,* 159-168.

American Psychiatric Association. (1980). *Diagnostic and statistical manual of mental disorders (3rd ed.): DSM-III.* Arlington, VA: American Psychiatric Association Publishing.

American Psychiatric Association. (1987). (3rd edition, revised). *DSM-III-R Diagnostic and statistical manual of mental disorders.* Washington D.C.: American Psychiatric Association.

American Psychiatric Association. (2013). *Diagnostic and statistical manual of mental disorders (5th ed.): DSM-5.* Arlington, VA: American Psychiatric Association Publishing.

Anckarsäter, H., Stahlberg, O., Larson, T., Hakansson, C., Jutblad, S.-B., Niklasson, L., … Rastam, M. (2006). The impact of ADHD and autism spectrum disorders on temperament, character, and personality development, *American Journal of Psychiatry, 163,* 1239-1244.

Anderson, G. C. (1999). Kangaroo Care of the Premature Infant. In E. Goldson (Ed.), *Nurturing the premature infant: Developmental interventions in the neonatal intensive care nursery* (pp. 131-160). New York, NY: Oxford University Press.

Armstrong, D. S. (2002). Emotional distress and prenatal attachment in pregnancy after perinatal loss. *Journal of Nursing Scholarship, 34,* 339-345.

Baba, K., Kataoka, Y., & Kitamura, T. (2019). A discrete category of Japanese parents as neonatal abusers with perinatal bonding disorders: a three-month postnatal longitudinal study. In T. Kitamura, & Y. Ohashi, (Eds.). *Perinatal bonding disorders: Causes and consequences* (pp. 164-188). Newcastle upon Tyne, UK: Cambridge Scholars Publishing.

Baba, K., Takauma, F., Tada, K., Tanaka, T., Sakanashi, K., Kataoka, Y., & Kitamura, T. (2017). Factor structure of the Conflict Tactics Scale 1. *International Journal of Community Based Nursing and*

Midwifery, 5(3), 239-247.

Ball, S. A., Tennen, H., Poling, J. C., Kranzler, H. R., & Rounsaville, B. J. (1997). Personality, temperament and character dimensions and the DSM-IV personality disorders in substance abusers. *Journal of Abnormal Psychology, 106,* 545-553.

Ball, S., Smolin, J., & Shekhar, A. (2002). A psychobiological approach to personality: Examination within anxious outpatients. *Journal of Psychiatric Research, 36,* 97-103.

Bancroft, L. & Silverman, J., G. (2002). (1st edition). *The batterer as parent addressing the impact of domestic violence on family dynamics.* Thousand Oaks, California: Sage Publications, Inc.（幾島幸子（訳）．（2004）．DV にさらされる子どもたち：加害者としての親が家族機能に及ぼす影響．東京：金剛出版）

Barr, R. G., Trent, R. B., & Cross, J. (2006). Age-related incidence curve of hospitalized shaken baby syndrome cases: Convergent evidence for crying as a trigger to shaking. *Child Abuse & Neglect, 30*(1), 7-16.

Bartholomew, K., & Horowitz, L. M. (1991). Attachment styles among young adults: A test of a four-category model. *Journal of Personality and Social Psychology, 61,* 226-244.

Bates, J., Freeland, C., & Lounsbury, M. (1979). Measurement of infant difficulties. *Child Development, 50,* 794-803.

Battaglia, M., Przybeck, T. R., Bellodi, L., & Cloninger, C. R. (1996). Temperament dimensions explain the comorbidity of psychiatric disorders. *Comprehensive Psychiatry, 37,* 292-298.

Bayon, C., Hill, K., Svrakic, D. M., Przybeck, T. R., & Cloninger, C. R. (1996). Dimensional assessment of personality in an out-patient sample: Relations of the system of Millon and Cloninger. *Journal of Psychiatric Research, 30,* 341-352.

Beckwith, L., & Cohen, S. E. (1978). Preterm birth: Hazadous obstetrical and postnatal events as related to caregiver-infant behaviour. *Infant Behavior and Development, 1,* 403-411.

Bejerot, S., Schlette, P., Ekselius, L., Adolfsson, R., & von Knorring, L. (1998). Personality disorders and relationship to personality dimensions measured by the Temperament and Character Inventory in patients with obsessive-compulsive disorder. *Acta Psychiatrica Scandinavica, 98,* 243-249.

Bellieni, C. V., Ceccarelli, D., Rossi, F., Buonocore, G., Maffei, M., Perrone, S., & Petraglia, F. (2007). Is prenatal bonding enhanced by prenatal education courses? *Minerva Ginecologica, 59*(2), 125-9.

Benedict, M. I., White, R. B., & Cornely, D. A. (1985). Maternal perinatal risk factors and child abuse, *Child Abuse & Neglect, 9*(2), 217-224.

Benoit, D., & Parker, K. C. (1994). Stability and transmission of attachment across three generations. *Child Development, 65*(5), 1444-1456.

Beyondblue (2011). Clinical practice guidelines: depression and related disorders - anxiety, bipolar disorder and puerperal psychosis in the perinatal period. Retrieved from https://www.adelaide.edu.au/arch/guidelinedevelopment/perinatalmentalhealth/Beyondblue.PDF

Bienfait, M., Maury, M., Haquet, A., Faillie, J.-L., Franc, N., Combes, C., ⋯ Cambonie, G. (2011). Pertinence of the self-report mother-to-infant bonding scale in the neonatal unit of a maternity ward. *Early Human Development, 87,* 281-287.

Boeker, H., Kleiser, M., Lehman, D., Jaenke, L., Bogerts, B., & Northoff, G. (2006). Executive dysfunction, self, and ego pathology in schizophrenia: An exploratory study of neuropsychology and personality. *Comprehensive Psychiatry, 47,* 7-19.

Boileau de Castélnau, P. (1861). Misopédie ou lésion de l'amour de la progéniture. *Annales Medico-*

Psychologiques 3rd series, (7), 553-568.

Bora, E., & Veznedaroglu, B. (2007). Temperament and character dimensions of the relatives of schizophrenia patients and controls: The relationship between schizotypal features and personality. *European Psychiatry, 22,* 27-31.

Bouchard, G. (2011). The role of psychosocial variables in prenatal attachment: an examination of moderational effects. *Journal of Reproductive and Infant Psychology, 29,* 197-207.

Bowlby, J. (1969). *Attachment and loss, vol.1 Attachment.* New York, NY: Basic Books.

Brennan, K. A., & Shaver, P. R. (1993). Attachment styles and parental divorce. *Journal of Divorce & Remarriage, 21,* 161-175.

Brennan, K. A., & Shaver, P. R. (1995). Dimensions of adult attachment, affect regulation, and romantic relationship functioning. *Personality and Social Psychology Bulletin, 21,* 267-283.

Brockington, I. F. (1996). *Motherhood and mental health.* Oxford, UK: Oxford University Press.

Brockington, I. F. (2011). Maternal rejection of the young child: Present status of the clinical syndrome. *Psychopathology, 44* (5), 329-336.

Brockington, I. F. (2014). Stafford interview. Retrieved from http://staffordinterview.sssft.nhs.uk/images/StaffordInterview/documents/Download/Stafford_Interview_6th_Ed.pdf

Brockington, I. F. (2016). Emotional rejection of the infant: Status of the concept. *Psychopathology, 49* (4), 247-260.

Brockington, I. F. (2016, August). Maternal rejection of the infant: Status of the concept. 第36回精神科診断学会特別講演，東京．

Brockington, I. F., Aucamp, H. M., & Fraser, C. (2006). Severe disorders of the mother-infant relationship: definitions and frequency. *Archives of Women's Mental Health, 9* (5), 243-251.

Brockington, I. F., & Brierley E. (1984). Rejection of a child by his mother successfully treated after three years. *British Journal of Psychiatry, 145,* 316-318.

Brockington, I. F., Butterworth, R., & Glangeaud-Freudenthal, N. (2017). An international position paper on mother-infant (perinatal) mental health, with guidelines for clinical practice. *Archives of Women's Mental Health, 20* (1), 113-120.

Brockington, I. F., Chandra, P., Bramante, A., Dubow, H., Fakher, W., Garcia-Esteve, L., … Shieh, P. L. (2017). The Stafford interview: A comprehensive interview for mother-infant psychiatry. *Archives of Women's Mental Health, 20* (1), 107-112.

Brockington, I. F., Chandra, P., Dubowitz, H., Jones, D., Moussa, S., Nakku, J., & Quadros Ferre, I. (2011). WPA guidance on the protection and promotion of mental health in children of persons with severe mental disorders. *World Psychiatry, 10(2),* 93-102.

Brockington, I. F., Fraser, C., & Wilson, D. (2006). The Postpartum Bonding Questionnaire: A validation. *Archives of Women's Mental Health, 9* (5), 233-242.

Brockington, I. F., Oates, J., George, S., Turner, D., Vostanis, P., Sullivan, M., … & Murdoch, C. (2001). A screening questionnaire for mother-infant bonding disorders. *Archives of Women's Mental Health, 3* (4), 133-140.

Buist, A. E., Dennerstein, L., & Burrows, G. D. (1990). Review of a mother-baby unit in a psychiatric hospital. *Australian and New Zealand Journal of Psychiatry, 24,* 103-108.

Busonera, A., Cataudella, S., Lampis, J., Tommasi, M., & Zavattini, G. C. (2016a). Investigating validity and reliability evidence for the Maternal Antenatal Attachment Scale in a sample of Italian women. *Archives of Women's Mental Health, 19,* 329-336.

Busonera, A., Cataudella, S., Lampis, J., Tommasi, M., & Zavattini, G. C. (2016b). Psychometric properties of a 20-item version of the Maternal-Fetal Attachment Scale in a sample of Italian expectant women. *Midwifery, 34,* 79-87.

Bustan, M. N., & Coker, A. L. (1994). Maternal attitude toward pregnancy and the risk of neonatal death. *American Journal of Public Health, 84,* 411-414.

Caffy, J. (1974). The whiplash shaken infant syndrome: Manual shaking by the extremities with whiplash-induced intracranial and intraocular bleedings, linked with residual permanent brain damage and mental retardation. *Pediatrics, 54* (4), 396-403.

Campbell, S. (2006). 4D and prenatal bonding: Still more questions than answers. *Ultrasound in Obstetrics and Gynecology, 27,* 243-244.

Cantwell, R., Clutton-Brock, T., Cooper, G., Dawson, A., Drife, J., Garrod, D., ⋯Springett, A. (2011). Saving mothers' lives: Reviewing maternal deaths to make motherhood safer: 2006-2008. The eighth report of the confidential enquiries into maternal deaths in the United Kingdom. *British Journal of Obstetrics and Gynaecology, Supplement 1,* 1-203.

Casey, J. E., & Joyce, P. R. (1999). Personality disorder and the Temperament and Character Inventory in the elderly. *Acta Psychiatrica Scandinavica, 100,* 302-308.

Centers for Disease Control and Prevention. (2017). Shaken baby syndrome. Retrieved from https://www.cdc.gov/healthcommunication/toolstemplates/entertainmented/tips/shakenbaby.html

Cho, S.-C., Hwang, J.-W., Lyoo, I.-K., Yoo, H.-J., Kin, B.-N., & Kim, J.-W. (2008). Patterns of temperament and character in a clinical sample of Korean children with attention-deficit hyperactivity disorder. *Psychiatry and Clinical Neurosciences, 62,* 160-166.

Cho, S.-C., Jung, S.-W., Kim, B.-N., Hwang, J.-W., Shin, M.-S., Kim, J.-W., ⋯ Kim, H.-W. (2009a). Temperament and character among Korean children and adolescents with anxiety disorders. *European Child and Adolescent Psychiatry, 18,* 60-64.

Cho, S.-C., Kim, B.-N., Kim, J.-W., Rohde, L. A., Hwang, J.-W., Chungh, D.-S., ⋯ Kim, H.-W. (2009b). Full syndrome and subthreshold attention-deficit/hyperactivity disorder in a Korean community sample: Comorbidity and temperament findings. *European Child and Adolescent Psychiatry, 18,* 447-457.

Cho, Y., Hirose, T., Tomita, N., Shirakawa, S., Murase, K., Komoto, K., ⋯ Omori, T. (2012). Infant mental health intervention for preterm infants in Japan: Promotions of maternal mental health, mother-infant interactions, and social support by providing continuous home visits until the corrected infant age of 12 months. *Infant Mental Health Journal, 33* (5), 1-13.

Cloninger, C. R., Przybeck, T. R., Svrakic, D. M., & Wetzel, R. D. (1994). *The Temperament and Character Inventory (TCI): A Guide to its development and use.* Washington University, St Louis, MO: Center for Psychobiology of Personality.

Cloninger, C. R., Svrakic, D. M., & Przybeck, T. R. (1993). A psychobiological model of temperament and character. *Archives of General Psychiatry, 50,* 975-990.

Condon, J. T. (1985). The parental-foetal relationship: A comparison of male and female expectant parents. *Journal of Psychosomatic Obstetrics & Gynecology, 4,* 271-284.

Condon, J. T. (1993). The assessment of antenatal emotional attachment: Development of a questionnaire instrument. *British Journal of Medical Psychology, 66* (2), 167-183.

Condon, J. T., & Corkindale, C. (1997). The correlates of antenatal attachment in pregnant women. *British Journal of Medical Psychology, 70,* 359-372.

Costello, C. G. (Ed.). (1993). *Symptoms of depression.* New York, NY: Wiley Interscience.

Cox, J. L., Chapman, G., Murray, D., & Jones, P. (1996). Validation of the Edinburgh Postnatal Depression Scale (EPDS) in non-postnatal women. *Journal of Affective Disorders, 39*(3), 185-189.

Cox, J. L., Holden, J. M., & Sagovsky, R. (1987). Detection of postnatal depression. Development of the 10-item Edinburgh Postnatal Depression Scale. *British Journal of Psychiatry, 150*, 782-786.

Cox, J. L., Murray, D., & Chapman, G. (1993). A controlled study of the onset, duration and prevalence of postnatal depression. *British Journal of Psychiatry, 163*, 27-31.

Cranley, M. S. (1981). Development of a tool for the measurement of maternal attachment during pregnancy. *Nursing Research, 30*, 281-285.

Crawford, T. N., liveskey, W. J., Jang, K. L., Shaver, P. R., Cohen, P., & Ganiban, J. (2007). Insecure attachment and personality disorder: A twin study of adults. *European Journal of Personality, 21*, 191-208.

Creedy, D. K., Shochet, I. M., & Horsfall, J. (2000). Childbirth and the development of acute trauma symptoms: Incidence and contributing factors. *Birth, 27*, 104-111.

Cullen-Powell, L. A., Barlow, J. H., & Cushway, D. (2005). Exploring a massage intervention for parents and their children with autism: The implications for bonding and attachment. *Journal of Child Health Care, 9*(4), 245-55.

da Silva, R. A., da Costa Ores, L., Jansen, K., da Silva Moraes, I. G., de Mattos Souza, L. D., Magalhães, P., & Pinheiro, R. (2012). Suicidality and associated factors in pregnant women in Brazil. *Community Mental Health Journal, 48*, 392-395.

Davis, H., & Tsiantis, J. (2005). Promoting children's mental health: The European Early Promotion Project (EEPP). *International Journal of Mental Health Promotion, 7*(1), 4-16.

Davis, H. (2000). *Primary health care worker training manual: European Early Promotion Project*. Belgrade, Serbia: Institute for Mental Health.

Davis, H., Dusoir, T., Papadopoulou, K., Dimitrakaki, C., Cox, A., Ispanovic-Radojkovic, V., … Tamminen, T. (2005). Child and family outcomes of the European Early Promotion Project. *International Journal of Mental Health Promotion, 7*(1), 63-81.

de Jong-Pleij, E. A., Ribbert, L. S., Pistorius, L. R., Tromp, E., Mulder, E. J., & Bilardo, C. M. (2013). Three-dimensional ultrasound and maternal bonding: A third trimester study and a review. *Prenatal Diagnosis, 33*, 81-88.

Dixon, L., Browne, K., & Hamilton-Giachritsis, C. (2005). Risk factors of parents abused as children: A mediational analysis of the intergenerational continuity of child maltreatment (part I). *Journal of Child Psychology and Psychiatry, and Allied Disciplines, 46*(1), 47-57.

Downey, K. K., Pomerleau, C. S., & Pomeeleau, O. F. (1996). Personality differences related to smoking and adult attention deficit hyperactivity disorder. *Journal of Substance Abuse, 8*, 129-135.

Downey, K. K., Stelson, F. W., Pomerleau, O. F., & Giordani, B. (1997). Adult attention deficit hyperactivity disorder: Psychological test profiles in a clinical population. *Journal of Nervous and Mental Disease, 185*, 32-38.

Dubber, S., Reck, C., Müller, M., & Gawlik, S. (2015). Postpartum bonding: The role of perinatal depression, anxiety and maternal-fetal bonding during pregnancy. *Archives of Women's Mental Health, 18*(2), 187-195.

Dunford, E., & Granger, C. (2017). Maternal guilt and shame: Relationship to postnatal depression and attitude towards help-seeking. *Journal of Child and Family Studies, 26*, 1692-1701.

Edhborg, M., Hogg, B., Nasreen, H. E., & Kabir, Z. N. (2013). Impact of postnatal maternal depressive symptoms and infant's sex on mother-infant interaction among Bangladeshi women. *Health, 5,* 237-244.

Edhborg, M., Matthiesen, A. S., Lundh, W., & Widström, A. M. (2005). Some early indicators for depressive symptoms and bonding 2 months postpartum: A study of new mothers and fathers. *Archives of Women's Mental Health, 8*(4), 221-231.

Edhborg, M., Nasreen, H.-E., & Kabir, Z. N. (2011). Impact of postpartum depressive and anxiety symptoms on mothers' emotional tie to their infants 2-3 months postpartum: A population-based study from rural Bangladesh. *Archives of Women's Mental Health, 14,* 307-316

Egan, G. (1986). *The skilled helper (3rd ed.).* (成澤實，飯田栄（訳）．（1998）．熟練カウンセラーをめざすカウンセリング・テキスト．大阪：創元社)

Ekman, P. (1993). Facial expression and emotion. *American Psychologist, 48,* 376-379.

Ekman, P., & Oster, H. (1979). Facial expressions of emotion. *Annual Review of Psychology, 30,* 527-554.

Erikson, E. H. (1963). *Childhood and society (2nd ed.).* New York, NY: Norton.

Ettelt, S., Grabe, H. J., Ruhrmann, S., Buhtz, F., Hochrein, A., Kraft, S., … Wagner, M. (2008). Harm avoidance in subjects with obsessive-compulsive disorder and their families. *Journal of Affective Disorders, 107,* 265-269.

Faraone, S. V., Kunwar, A., Adamson, J., & Biederman, J. (2009). Personality traits among ADHD adults: Implications of late-onset and subthreshold diagnoses. *Psychological Medicine, 39,* 685-693.

Field, T. (1999). Infant massage therapy. In E. Goldson (Ed.), *Nurturing the premature infant: Developmental interventions in the neonatal intensive care nursery* (pp. 102-110). New York, NY: Oxford University Press.

Figueiredo, B., & Costa, R. (2009). Mother's stress, mood and emotional involvement with the infant: 3 months before and 3 months after childbirth. *Archives of Women's Mental Health, 12,* 143-153.

Figueiredo, B., Costa, R., Pacheco, A., & Pais, A. (2009). Mother-to-infant emotional involvement at birth. *Maternal and Child Health Journal, 13,* 539-549.

Fisher, J., Tran, T. D., Biggs, B., Dang, T. H., Nguyen, T. T., & Tran, T. (2013). Intimate partner violence and perinatal common mental disorders among women in rural Vietnam. *International Health, 5,* 29-37.

Fraiberg, S., Adelson, E., & Shapiro, V. (1975). Ghosts in the nursery: A psychoanalytic approach to problems of impaired infant-mother relationships. *Journal of the American Academy of Child & Adolescent Psychiatry, 14,* 387-421.

Freud, S. (1989). *Introductory lectures on psychoanalysis.* In J. Strachey (Ed. & Trans.), New York, NY: Liveright publishing. (Original work published 1914)

Furman, L., & Kennell, J. (2000). Breastmilk and skin-to-skin kangaroo care for premature infants: Avoiding bonding failure. *Acta Paeditrica, 86,* 1280-1283.

Furuta, M., Sandall, J., Cooper, D., & Bick, D. (2016). Predictors of birth-related post-traumatic stress symptoms: Secondary analysis of a cohort study. *Archives of Women's Mental Health, 19,* 987-999.

Garcia-Esteve, L., Torres, A., Lasheras, G., Palacios-Hernandez, B., Farre-Sender, B., Subira, S., … Brockington, I. F. (2016). Assessment of psychometric properties of the Postpartum Bonding Questionnaire (PBQ) in Spanish mothers. *Archives of Women's Mental Health, 19*(2), 385-394.

Garthus-Niegel, S., von Soest, T., Vollrath, M. E., & Eberhard-Gran, M. (2013). The impact of subjective birth experiences on post-traumatic stress symptoms: A longitudinal study. *Archives of Women's Mental Health, 16,* 1-10.

Gathwala, G., Singh, B. & Balhara, B. (2008). KMC facilitates mother baby attachment in low birth weight infants. *Indian Journal of Pediatrics, 75*, 43-47.

George, C., Kaplan, N., & Main, M. (1985). *The adult attachment interview*. University of California at Berkeley; unpublished manuscript.

Gershoff, E. T. (2002). Corporal punishment by parents and associated child behaviors and experiences: A meta-analytic and theoretical review. *Psychological Bulletin, 128* (4), 539-579.

Gessner, B. D., Moore, M., Hamilton, B., & Muth, P. T. (2004). The incidence of infant physical abuse in Alaska, *Child Abuse & Neglect, 28*, 9-23.

Gleason, W. (1995). Children of battered women: Developmental delays and behavioral dysfunction. *Violence and Victims, 10* (2), 153-160.

Goldman, R. G., Skodol, A. E., McGrath, P. J., & Oldham, J. M. (1994). Relationship between the Tridimensional Personality Questionnaire and DSM-III-R personality traits. *American Journal of Psychiatry, 151*, 274-276.

Graham-Bermann, S. & Sandra, A. (1998). Children exposed to marital violence: Theory, research, and applied issues. In G. Holden, R. Geffner, and E. N. Jouriles (Eds.) *The impact of woman abuse on children's social development: Research and theoretical perspectives*. Washington D.C.: American Psychological Association.

Griego, J., Stewart, S. E., & Coolidge, F. L. (1999). A convergent validity study of Cloninger's Temperament and Character Inventory with the Coolidge Axis II Inventory. *Journal of Personality Disorders, 13*, 156-167.

Griffin, D. W., & Bartholomew, K. (1994). The metaphysics of measurement: the case of adult attachment. *Advances in Personal Relationships, 5*, 17-52.

Grylli, C. Brockington, I., Fiala, C., Huscsava, M., Waldhoer, T. & Klier, C. M. (2016). Anonymous birth law saves babies: Optimization, sustainability and public awareness. *Archives of Women's Mental Health, 19*, 291-297.

Haidt, J., & Graham, J. (2007). When morality opposes justice: Conservatives have moral intuitions that liberals may not recognize. *Social Justice Research, 20*, 98-116.

Hairston, H. S., Solnik-Meilo, T., Deviri, D., & Handelzalts, J. E. (2016). Maternal depressed mood moderates the impact of infant sleep on mother-infant bonding. *Archives of Women's Mental Health, 19*, 1029-1039.

Hall, R. A. S., Hoffenkamp, H. N., Tooten, A., Braeken, J., Vingerhoets, A. J. J. M., & Van Bakel, H. J. A. (2015). Child-rearing history and emotional bonding in parents of preterm and full-term infants. *Journal of Child and Family Studies, 24*, 1715-1726.

Harlow, H. F. (1958). The nature of love. *American Journal of Psychology, 13*, 673-685.

Hart, R., & McMahon, C. A. (2006). Mood state and psychological adjustment to pregnancy. *Archives of Women's Mental Health, 9*, 329-337.

Hazan, C., & Shaver, P. (1987). Romantic love conceptualized as an attachment process. *Journal of Personality and Social Psychology, 52*, 511-524.

Hildebrandt, K. A., & Fitzgerald, H. E. (1983). The infant's physical attractiveness: Its effects on bonding and attachment. *Infant Mental Health Journal, 4*, 3-12.

Hiramura, H., Uji, M., Shikai, N., Chen, Z., Matsuoka, N., & Kitamura, T. (2010). Understanding externalizing behavior from children's temperament and parental rearing. *Psychiatry Research, 175*, 142-147.

Hofberg, K., & Brockington, I. (2000). Tokophobia: An unreasoning dread of childbirth. *British Journal of Psychiatry, 176,* 83-85.

Hoffenkamp, H. N., Tooten, A., Hall, R. A. S., Bracken, J., Eliëns, M. P. J., Vingerhoets, A. J. J. M., & van Bakel, H. J. A. (2015). Effectiveness of hospital-based video interaction guidance on parental interactive behaviour, bonding, and stress after preterm birth: A randomized controlled trial. *Journal of Consulting and Clinical Psychology, 83* (2), 416-429.

Holden, G. W., Geffner, R., & Jouriles, E. N. (1998). *Children exposed to marital violence: Theory, research, and applied issues.* Washington D.C.: American Psychological Association.

Honjo, S., Arai, S., Kaneko, H., Ujiie, T., Murase, S., Sechiyama, H., ⋯ Inoko, K. (2003). Antenatal depression and maternal-fetal attachment. *Psychopathology, 36,* 304-311.

Hori, H., Noguchi, H., Hashimoto, R., Nakabayashi, T., Saitoh, O., Murray, R. M., ⋯ Kunugi, H. (2008). Personality in schizophrenia assessed with the temperament and character inventory (TCI). *Psychiatry Research, 160,* 175-183.

Hornstein, C., Trautmann-Villalba, P., Hohm, E., Rave, E., Wortmann-Fleischer, S., & Schwarz, M. (2006). Maternal bond and mother-child interaction in severe postpartum psychiatric disorders: Is there a link? *Archives of Women's Mental Health, 9,* 279-284.

Howard, L. M., Flach, C., Mehay, A., Sharp, D., & Tylee, A. (2011). The prevalence of suicidal ideation identified by the Edinburgh Postnatal Depression Scale in postpartum women in primary care: Findings from the RESPOND trial. *BMC Pregnancy and Childbirth, 11,* 57.

Howard, L. M., Thornicroft, G., Salmon, M., & Appleby, L. (2004). Predictors of parenting outcome in women with psychotic disorders discharged from mother and baby units. *Acta Psychiatrica Scandinavica, 110,* 347-355.

Igarashi, H., Hasui, C., Uji, M., Shono, M., Nagata, T., & Kitamura, T. (2010). Effects of child abuse history on borderline personality traits, negative life events, and depression: A study among a university student population in Japan. *Psychiatry Research, 180,* 120-125.

James, S. (2015). Women's experiences of symptoms of posttraumatic stress disorder (PTSD) after traumatic childbirth: AQ review and critical appraisal. *Archives of Women's Mental Health, 18,* 7561-771.

Ji, E.-K., Pretorius, D. H., Newton, R., Uyan, K., Hull, A. D., Hollenbach, K., & Nelson, T. R. (2005). Effects of ultrasound on maternal-fetal bonding: A comparison of two- and three-dimensional imaging. *Ultrasound in Obstetrics and Gynecology, 25,* 473-477.

Johnson, D. E., Waid, L. R., & Anton, R. F. (1997). Childhood hyperactivity, gender, and Cloninger's personality dimensions in alcoholics. *Addictive Behaviors, 22,* 649-653.

Kaneko, H., & Honjo, S. (2010). Postpartum bonding and depressive symptoms in Japanese mothers at 4 months after parturition: A population-based study. World Association for Infant Mental Health 12th World Congress, Leipzig, Germany.

Kaneko, H., & Honjo, S. (2014). The psychometric properties and factor structure of the Postpartum Bonding Questionnaire in Japanese mothers. *Psychology, 5* (9), 1135-1142.

Kempe, C. H. (1976). *Child abuse and neglect: The family and the community.* Cambridge M.A.: Ballinger Publishing Company.

Kempe, C. H., Silverman, F. N., Steele, B. F., Droegemueller, W., & Silver, H. K. (1962). The battered-child syndrome. *Journal of the American Medical Association, 181,* 17-24.

Kennedy, H., Ball, K., & Barlow, J., (2017). How does video interaction guidance contribute to infant and parental mental health and well-being? *Clinical Child Psychology and Psychiatry,* Apr 1, 1359104517704026.

Kerstis, B., Aars, C., Tilman, C., Persson, H., Engström, G., Edlund, B., … Skallkidou, A. (2016). Association between parental depressive symptoms and impaired bonding with the infant. *Archives of Women's Mental Health, 19,* 87-94.

Kessler, R. C., McGonagle, K. A., Nelson, C. B., Hughes, M., Swartz, M., & Blazer, D. G. (1994). Sex and depression in the National Comorbidity Survey. II: Cohort effects. *Journal of Affective Disorders, 30,* 15-26.

Kim, J. J., La Porte, L. M., Saleh, M. P., Allweiss, S., Adams, M. G., Zhou, Y., & Silver, R. K. (2015). Suicide risk among perinatal women who report thoughts of self-harm on depression screen. *Obstetrics & Gynecology, 125,* 885-893.

Kim, S. J., Lee, S. J., Yune, S. K., Sung, Y. H., Bae, S. C., Chung, A., … Lyoo, I. K. (2006). The relationship between the biogenetic temperament and character and psychopathology in adolescents. *Psychopathology, 39,* 80-86.

King, M., Dinos, S., Shaw, J., Watson, R., Stevens, S., Passetti, F., … Serfaty, M. (2007). The Stigma Scale: Development of a standardised measure of the stigma of mental illness. *British Journal of Psychiatry, 190(3),* 248-254.

Kinsey, B. C., Baptiste-Roberts, K., Zhu, J., & Kjerulf, K. H. (2014). Birth-related, psychosocial, and emotional correlates of positive maternal-infant bonding in a cohort of first-time mothers. *Midwifery, 30,* e188-e194.

Kinsey, B. C., & Hupcey, J. E. (2013). State of the science of maternal-infant bonding: A principle-based concept analysis. *Midwifery, 29(12),* 1314-1320.

Kita, S., Haruna, M., Matsuzaki, M., & Kamibeppu, K. (2016). Associations between intimate partner violence (IPV) during pregnancy, mother-to-infant bonding failure, and postnatal depressive symptoms. *Archives of Women's Mental Health, 19,* 623-634.

Kitamura, T., Fujihara, S., Iwata, N., Tomoda, A., & Kawakami, N. (1999). Epidemiology of psychiatric disorders in Japan. In Y. Nakane & M. Radford. (Eds.) *Images in psychiatry: Japan* (pp. 37-46). Paris, France: World Psychiatric Association.

Kitamura, T., & Hasui, C. (2006). Anger feelings and anger expression as a mediator of the effects of witnessing family violence on anxiety and depression in Japanese adolescents. *Journal of Interpersonal Violence, 21,* 843-85.

Kitamura, T., Kitahara, T., Koizumi, T., Takashi, N., Chiou, M., & Fujihara, S. (1995). Epidemiology of child abuse in Japan: How big is the iceberg? *Journal of Forensic Psychiatry, 6,* 425-431.

Kitamura, T., Ohashi, Y., Murakami, M., & Goto, Y. (2013). Anger and perceived parenting: A study of a Japanese population. *Psychology and Behavioral Sciences, 2,* 217-222.

Kitamura, T., Shikai, N., Uji, M., Hiramura, H., Tanaka, N., & Shono, S. (2009). Intergenerational transmission of parenting style and personality: Direct influence or mediation? *Journal of Child and Family Studies, 18,* 541-556.

Kitamura, T., Shima, S., Sugawara, M. & Toda, M. A. (1993). Psychological and social correlates of the onset of affective disorders among pregnant women. *Psychological Medicine, 23,* 967-975.

Kitamura, T., Sugawara, M., Sugawara, K., Toda, M. A., & Shima, S. (1996). Psychosocial study of depression in early pregnancy. *British Journal of Psychiatry, 168,* 732-738.

Kitamura, T., Takauma, F., Tada, K., Yoshida, K., & Nakano, H. (2004). Postnatal depression, social support, and child abuse. *World Psychiatry, 3,* 100-101.

Kitamura, T., Takegata, M., Haruna, M., Yoshida, K., Yamashita, H., Murakami, M., & Goto, Y. (2015). The Mother-Infant Bonding Scale: Factor structure and psychosocial correlates of parental bonding disorders in Japan. *Journal of Child and Family Studies, 24* (2), 393-401.

Kitamura, T., Toda, M. A., Shima, S., & Sugawara, M. (1998). Single and repeated elective abortions in Japan: A psychosocial study. *Journal of Psychosomatic Obstetrics and Gynecology, 19* (3), 126-134.

Kitamura, T., Yamashita, H., & Yoshida, K. (2009). Seeking medical support for depression after the childbirth: A study of Japanese community mothers of 3-month-old babies. *Open Journal of Women's Health, 3,* 1-4.

Kitamura, T., Yoshida, K., Okano, T., Kinoshita, K., Hayashi, M., Toyoda, N., … Nakano, H. (2006). Multicentre prospective study of perinatal depression in Japan: Incidence and correlates. *Archives of Women's Mental Health, 9,* 121-130.

Klaus, M. H., & Kennell, J. H. (1982). *Parent-infant bonding (2nd edition).* St. Louis, MO: C. V. Mosby Co. (竹内徹, 柏木哲夫, 横尾京子（訳）(1985). 親と子のきずな. 東京：医学書院)

Kleinveld, J. H., Timmermans, D. R., van den Berg, M., Van Eijk, J. T., & Ten Kate, L. P. (2007). Does offering and performing prenatal screening influence women's attachment to their unborn child? A longitudinal randomized controlled trial. *Prenatal Diagnosis, 27,* 757-764.

Klier, C. M., Grylli, C., Amon, S., Fiala, C., Weizmann-Henelius, G., Pruitt, S. L., & Putkonen, H. (2013). Is the introduction of anonymous delivery associated with a reduction of high neonaticide rates in Austria? a retrospective study. *BJOG: An International Journal of Obstetrics and Gynaecology, 120,* 428-434.

Kokubu, M., Okano, T., & Sugiyama, T. (2012). Postnatal depression, maternal bonding failure, and negative attitudes towards pregnancy: a longitudinal study of pregnant women in Japan. *Archives of Women's Mental Health, 15* (3), 211-216.

Korja, R., Latva, R., & Lehtonen, L. (2012). The effects of preterm birth on mother-infant interaction and attachment during the infant's first two years. *Acta Obsterica et Gynecologica Scandinavica, 91,* 164-173.

Kumar, R. C. (1997). "Anybody's child": Severe disorders of mother-to-infant bonding. *British Journal of Psychiatry, 171,* 175-181.

Kumar, R., & Hipwell, A. E. (1996). Development of a clinical rating scale to assess mother-infant interaction in a psychiatric mother and baby unit. *British Journal of Psychiatry, 169(1),* 18-26.

Kumar, R., & Robson, K. M. (1984). A prospective study of emotional disorders in childbearing women. *British Journal of Psychiatry, 144,* 35-47.

Kusunoki, K., Sato, T., Taga, C., Yoshida, T., Komori, K., Narita, T., … Ozaki, N. (2000). Low novelty-seeking differentiates obsessive-compulsive disorder from major depression. *Acta Psychiatrica Scandinavica, 101,* 403-405.

Lawson, K. L., & Turriff-Jonasson, S. I. (2006). Maternal serum screening and psychosocial attachment to pregnancy. *Journal of Psychosomatic Research, 60,* 371-378.

Leach, L. S., Mackinnon, A., Poyser, C., & Fairweather-Schmidt, A. K. (2015). Depression and anxiety in expectant and new fathers: Longitudinal findings in Australian men. *British Journal of Psychiatry, 206* (6), 471-478.

Lee, C., Barr, R. G., Catherine, N., & Wicks, A. (2007). Age-related incidence of publicly reported shaken baby syndrome cases: Is crying a trigger for shaking? *Journal of Developmental and Behavioral Pediatrics, 28* (4), 288-293.

Lewis, G. (2003). *Why mothers die 2000-2002: The sixth report of the confidential enquires into maternal deaths in the United Kingdom.* London: Royal College of Obstetricians and Gynaecologists.

Lewis, M. L. (2000). The cultural context of infant mental health: The developmental niche of infant-caregiver relationships. In C. H. Zeanah, Jr. (Ed.), *Handbook of infant mental health (2nd ed)* (pp. 91-107). New York: Guilford Press.

Liberman, A. F., Ippen, C. M. G., & Van Horn, P. (2015). *Don't hit my Mommy! A manual for child-parent psychology with young children exposed to violence and other trauma (2nd ed).*（渡辺久子（監訳），佐藤恵美子，京野尚子，田中祐子，小室愛枝（訳）．(2006)．虐待・DV・トラウマにさらされた親子への支援：子ども―親心理療法．東京：日本評論社）

Lieberman, A., & Zeanah, C. (1995). Disorders of attachment in infancy. *Child and Adolescent Psychiatric Clinics of North America, 4,* 571-587

Likierman, M. (1987). The function of anger in human conflict. *International Review of Psycho-Analysis, 14,* 143-161.

Lindahl, V., Pearson, J. L., & Colpe, L. (2005). Prevalence of suicidality during pregnancy and postpartum. *Archives of Women's Mental Health, 8,* 77-88.

Lorenz, K. Z. (1957). *Instinctive behaviour.* In C. Schiller (Ed. & Trans.), New York, NY: International Universities Press. (Original work published 1935)

Lubke, G. H., & Miller, P. J. (2015). Does nature have joints worth carving? A discussion of taxometrics, model-based clustering and latent variable mixture modeling. *Psychological Medicine, 45* (4), 705-715.

Lynn, D. E., Lubke, G., Yang, M., McCracken, J. T., McGough, J. J., Ishii, J., … Smalley, S. L. (2005). Temperament and character profiles and the dopamine D4 receptor gene in ADHD. *American Journal of Psychiatry, 162,* 906-914.

Maggini, C., Ampollini, P., Marchesi, C., Gariboldi, S., & Cloninger, C. R. (2000). Relationships between tridimensional personality questionnaire dimensions and DSM-III-R personality traits in Italian adolescents. *Comprehensive Psychiatry, 41,* 426-431.

Main, M., & Solomon, J. (1990). Procedure for identifying infants as disorganized/disoriented during the ainsworth strange situation. In M. Greenberg, D. Cichetti, & M. Cummings (Eds.), *Attachment in the preschool years.* Chicago, IL: University of Chicago Press.

Marchesi, C., De Panfilis, C., Cantoni, A., Giannelli, M. R., & Maggini, C. (2008). Effect of pharmacological treatment on temperament and character in panic disorder. *Psychiatric Research, 158,* 147-154.

Matsunaga, A., Takauma, F., Tada, K., & Kitamura, T. (2017). Discrete category of mother-to-infant bonding disorder and its identification by the Mother-to-Infant Bonding Scale: A study in Japanese mothers of a 1-month-old. *Early Human Development, 111,* 1-5.

Mayeroff, M. (1971). *On caring (1st U.S. ed.).* New York, NY: Harper & Row.

Meesters, C., Muris, P., Dibbets, P., Cima, M., & Lemmens, L. (2017). On the link between perceived parental rearing behaviors and self-conscious emotions in adolescents. *Journal of Child and Family Studies, 26,* 1536-1545.

Meltzer, E. S., & Kumar, R. (1985). Puerperal mental illness, clinical features and classification: A study of 142 mother-and-baby admissions. *British Journal of Psychiatry, 142,* 647-654.

Mickelson, K, D., Kessler, R, C., & Shaver, P, R. (1997). Adult attachment in a nationally representative sample. *Journal of Personality and Social Psychology, 73,* 1092-1106.

Minde, K. (2000). Prematurity and serious medical conditions in infancy: Implications for development, behavior, and intervention. In C. H. Zeanah, Jr. (Ed.), *Handbook of infant mental health (2nd ed).* (pp.

176-194). New York, NY: Guilford Press.

Miyata, M., Matsukawa, T., Suzuki, Y., Yokoyama, K., & Takeda, S. (2017). Psychometric properties of Japanese version of the Attitudes towards Fertility and Childbearing Scale (AFCS). *British Journal of Medicine and Medical Research, 19*, 1-12.

Moehler, E., Brunner, R., Wiebel, A., Reck, C., & Resch, F. (2006). Maternal depressive symptoms in the postnatal period are associated with long-term impairment of mother-child bonding. *Archives of Women's Mental Health, 9*, 273-278.

Mörtberg, E., Bejerot, S., & Wistedt, A. Å. (2007). Temperament and character dimensions in patients with social phobia: Patterns of change following treatments? *Psychiatry Research, 152*, 81-90.

Mulder, R. T., Joyce, P. R., Sullivan, P. F., Bulik, C. M., & Carter, F. A. (1999). The relationship among three models of personality psychopathology: SDSM-III-R personality disorder, TCI scores and DSQ defences. *Psychological Medicine, 29*, 943-951.

Müller, M. E. (1993). Development of the Prenatal Attachment Inventory. *Western Journal of Nursing Research, 15(2)*, 199-211; discussion 211-215.

Müller, M. E. (1994). A questionnaire to measure mother-to-infant attachment. *Journal of Nursing Measurement, 2(2)*, 129-141.

Müller, M. E. (1996). Prenatal and postnatal attachment: A modest correlation. *Journal of Obstetric, Gynecologic, and Neonatal Nursing, 25*, 161-166.

Müller, M. E., & Ferketich, S. (1993). Factor analysis of the maternal fetal attachment scale. *Nursing Research, 42 (3)*, 144-147.

Muzik, M., Bocknek, E. L., Broderick, A., Richardson, P., Rosenblum, K. L., Thelen, K., & Seng, J. S. (2013). Mother-infant bonding impairment across the first 6 months postpartum: The primacy of psychopathology in women with childhood abuse and neglect histories. *Archives of Women's Mental Health, 16* (1), 29-38.

Nagoshi, C. T., Walter, D., Muntaner, C., & Haertzen, C. A. (1992). Validation of the Tridimensional Personality Quetionnaire in a sample of male drug users. *Personality and Individual Differences, 13*, 401-409.

Nakamura, Y., Takeishi, Y., Ito, N., Ito, M., Atogami, F., & Yoshizawa, T. (2015). Comfort with motherhood in late pregnancy facilitates maternal role attainment in early postpartum. *Tohoku Journal of Experimental Medicine, 235*, 53-59.

National Institute for Health and Care Excellence. (2015). Postnatal care quality standard [QS37].

Navarro-Aresti, L., Iraurgi, I., Iriarte, L., & Martínez-Pampliega, A. (2016). Maternal Antenatal Attachment Scale (MAAS): Adaptation to Spanish and proposal for a brief version of 12 items. *Archives of Women's Mental Health, 19*, 95-103.

Nix, C. M., & Ansermet, F. (2009). Prematurity, risk factors, and protective factors. In C. H. Zeanah, Jr. (Ed.), *Handbook of infant mental health (3rd ed).* (pp. 180-196). New York, NY: Guilford Press.

Nonnenmacher, N., Noe, B., Ehrenthal, J. C., & Reck, C. (2016). Postpartum bonding: The impact of maternal depression and adult attachment style. *Archives of Women's Mental Health, 19*, 927-935.

Noorlander, Y., Bergink, V., & van den Berg, M. P. (2008). Perceived and observed mother-child interaction at time of hospitalization and release in postpartum depression and psychosis. *Archives of Women's Mental Health, 11*, 49-56.

Ohara, M., Okada, T., Aleksic, B., Morikawa, M., Kubota, C., Nakamura, Y., … Ozaki, N. (2017). Social support helps protect against perinatal bonding failure and depression among mothers: A prospective cohort study. *Scientific Reports, 7,* 9546.

Ohara, M., Okada, T., Kubota, C., Nakamura, Y., Shiino, T., Aleksic, B., … Ozaki, N. (2016). Validation and factor analysis of mother-infant bonding questionnaire in pregnant and postpartum women in Japan. *BMC Psychiatry, 16,* 212.

Ohara, M., Okada, T., Kubota, C., Nakamura, Y., Shiino, T., Aleksic, B., … Ozaki, N. (2017). Relationship between maternal depression and bonding failure: a prospective cohort study of pregnant women. *Psychiatry and Clinical Neurosciences, 71* (10), 733-741.

O'Hara, M., W., & Swain, A. M. (1996). Rates and risk of postpartum depression: A meta-analysis. *International Review of Psychiatry, 8,* 37-54.

O'Hara, M. W., Zekoski, E. M., Philipps, L. H., & Wright, E. J. (1990). Controlled perspective study of postpartum mood disorders: Comparison of childbearing and nonchildbearing women. *Journal of Abnormal Psychology, 99,* 3-15.

Ohashi, Y., Kitamura, T., Sakanashi, K., & Tanaka, T. (2016). Postpartum bonding disorder: Factor structure, validity, reliability and a model comparison of the Postnatal Bonding Questionnaire in Japanese mothers of Infants. *Healthcare, 4* (3), 50.

Ohashi, Y., Sakanashi, K., Tanaka, T., & Kitamura, T. (2016). Mother-to-infant bonding disorder, but not depression, 5 days after delivery is a risk factor for neonate emotional abuse: A study in Japanese mothers of 1-month olds. *Open Family Studies Journal, 8,* 27-36.

O'Higgins, M., Roberts, I. S., Glover, V., & Taylor, A. (2013). Mother-child bonding at 1 year: Associations with symptoms of postnatal depression and bonding in the first few weeks. *Archives of Women's Mental Health, 16* (5), 381-389.

Ohoka, H., Koide, T., Goto, S., Murase, S., Kanai, A., Masuda, T., … Ozaki, N. (2014). Effects of maternal depressive symptoms during pregnancy and the postpartum period on infant-mother attachment. *Psychiatry and Clinical Neurosciences, 68,* 631-639.

Olde, W., Van der Hart, O., Kleber, R., & Van Son, M. (2006). Posttraumatic stress following childbirth: A review. *Clinical Psychology Review, 26,* 1-16.

O'Leary, J. (2004). Grief and its impact on prenatal attachment in the subsequent pregnancy. *Archives of Women's Mental Health, 7,* 7-18.

Oppenheim, H. (1919). Über Misopädie. *Zeitschrift für die gesamte Neurologie und Psychiatrie, 45,* 1-18.

Orun, E., Yalcin, S. S., & Mutlu, B. (2013). Relations of maternal psychopathologies, social-obstetrical factors and mother-infant bonding at 2-month postpartum: A sample of Turkish mothers. *World Journal of Pediatrics, 9* (4), 350-355.

Ossa, X., Bustos, L., & Fernandez, L. (2012). Prenatal attachment and associated factors during the third trimester of pregnancy in Temuco, Chile. *Midwifery, 28,* e689-96.

Pallanti, S. (2007). Social anxiety disorder and temperament: Excitatory and inhibitory mechanisms on primary motor cortex in patients and healthy controls. *European Psychiatry, 22,* S284-284.

Paris, R., Bolton, R. E., & Weinberg, M. K. (2009). Postpartum depression, suicidality, and mother-infant interactions. *Archives of Women's Mental Health, 12,* 309-321.

Parker, G. (1981). Parental representations of patients with anxiety neurosis. *Acta Psychiatrica Scandinavica, 63,* 33-36.

Parker, G. (1983). Parental 'affectionless control' as an antecedent to adult depression: A risk factor delineated. *Archives of General Psychiatry, 40,* 956-960.

Parker, G., & Barnett, B. (1988). Perceptions of parenting in childhood and social support in adulthood.

American Journal of Psychiatry, 145, 479-482.

Parker, G., Kiloh, L., & Hayward, L. (1987). Parental representations of neurotic and endogenous depressives. *Journal of Affective Disorders, 13*, 75-82.

Parker, G., Tupling, H., & Brown L. B. (1979). A parental Bonding Instrument. *British Journal of Medical Psychology, 52*, 1-10.

Paulson, J. F., & Bazemore, S. D. (2010). Prenatal and postnatal depression in fathers and its association with maternal depression. *Journal of American Medical Association, 303*, 1961-1969.

Pearson, R. M., Lightman, S. L., & Evans, J. (2011). Attentional processing of infant emotion during late pregnancy and mother-infant relationships after birth. *Archives of Women's Mental Health, 14*, 23-31.

Pellerone, M., & Miccichè, S. (2014). Prenatal attachment and anxiety: Women who decide to try in vitro fertilization and women who procreate naturally. *Psychology Research, 4*, 419-427

Pisoni, C., Garofoli, F., Tzialla, C., Orcesi, S., Spinillo, A., Politi, P., ··· Stronati, M. (2014). Risk and protective factors in maternal-fetal attachment development. *Early Human Development, Suppl 2*, S45-46.

Pitt, B. (1968). "Atypical" depression following childbirth. *British Journal of Psychiatry, 114*, 1325-1335.

Polachek, I. S., Dulitzky, M., Margolis-Dorfman, L., & Simchen, M. J. (2016). A simple model for prediction postpartum PTSD in high-risk pregnancies. *Archives of Women's Mental Health, 19*, 483-490.

Pollock, P. H., & Percey, A. (1999). Maternal antenatal attachment style and potential fetal abuse. *Child Abuse & Neglect, 23*, 1345-1357.

Purper-Ouakil, D., Cortese, S., Wohl, M., Ubron, V., Orejarena, S., Michel, G., ··· Gorwood, P. (2010). temperament and character dimensions associated with clinical characteristics and treatment outcome in attention-deficit/hyperactivity disorder boys. *Comprehensive Psychiatry, 51*, 286-292.

Puura, K., Davis, H., Papadopoulou, K., Tsiantis, J., Ispanovic-Radojkovic, V., Rudic, N., ···Day, C. (2002). The European Early Promotion Project: A new primary health care service to promote children's mental health. *Infant Mental Health Journal, 23(6)*, 606-624.

Qin, P., Agerbo, E., & Mortensen, P. B. (2003). Suicide risk in relation to socioeconomic, demographic, psychiatric, and familial factors: a national register-based study of all suicides in Denmark, 1981-1997. *American Journal of Psychiatry, 160*, 765-772.

Radloff, L. S. (1977). The CES-D scale: A self-report depression scale for research in the general population. *Applied Psychological Measurement, 11* (3), 385-401.

Reck, C., Klier, C. M., Pabst, K., Stehle, E., Steffenelli, U., Struben, K., & Backenstrass, M. (2006). The German version of the Postpartum Bonding Instrument: Psychometric properties and association with postpartum depression. *Archives of Women's Mental Health, 9* (5), 265-271.

Reijneveld, S. A., Wal, M. F., Brugman, E., Sing, R. A., & Verloove-Vanhorick, S. P. (2004). Infant crying and abuse. *Lancet, 364 (9442)*, 1340-1342.

Rettew, D. C., Copeland, W., Stanger, C., & Hudziak, J. (2004). Associations between temperament and DSM-IV externalizing disorders in children and adolescents. *Journal of Developmental & Behavioral Pediatrics, 25*, 383-391.

Richter, M. A., Summerfeldt, L. J., Joffe, R. T., & Swinson, R. P. (1996). The tridimensional personality questionnaire in obsessive-compulsive disorder. *Psychiatry Research, 65*, 185-188.

Rodriguez, V. J., Cook, R. R., Peltzer, K., & Jones, D. L. (2017). Prevalence and psychosocial correlates of suicidal ideation among pregnant women with HIV in Mpumalanga Province, South Africa. *AIDS Care, 29*, 593-597.

Rossen, L., Hutchinson, D., Wilson, J., Burns, L., Olsson, C. A., Allsop, S., ⋯ Mattick, R. P. (2016). Predictors of postnatal mother-infant bonding: The role of antenatal bonding, maternal substance use and mental health. *Archives of Women's Mental Health, 19,* 609-622.

Roy, P., & Rutter, M. (2006). Institutional care: Associations between inattention and early reading performance. *Journal of Child Psychology and Psychiatry, 47,* 480-487.

Roy, P., Rutter, M., & Pickles, A. (2000). Institutional care: Risk from family background or pattern of rearing? *Journal of Child Psychology and Psychiatry, 41,* 139-149.

Rubin, R. (1984). *Maternal identity and the maternal experience.* New York, NY: Springer.

Ruchkin, V. V., Koposov, R. A., Eisemann, M., & Hägglöf, B. (2001). Conduct problems in Russian adolescents: The role of personality and parental rearing. *European Child & Adolescent Psychiatry, 10,* 19-27.

Ruchkin, V. V., Schwab-Stone, M., Koposov, R. Vermeiren, R., & Steiner, H. (2002). Violence exposure, posttraumatic stress, and personality in juvenile delinquents. *Journal of the American Academy of Child and Adolescent Psychiatry, 41,* 322-329.

Rustico, M. A., Mastromatteo, C., Grigio, M., Maggioni, C., Gregori, D., & Nicolini, U. (2005). Two-dimensional vs. two- plus four-dimensional ultrasound in pregnancy and the effect on maternal emotional status: A randomized study. *Ultrasound in Obstetrics and Gynecology, 25,* 468-472.

Rutter, M., Andersen-Wood, L., Beckett. C., Bredenkamp, D., Castle, J., Groothues, C., ⋯ The English and Romanian Adoptees (ERA) Study Team (1999). Quasi-autistic patterns following severe early global privation. *Journal of Child Psychology and Psychiatry, 40,* 537-549.

Rutter, M., Colvert, E., Kreppner, J., Beckett, C., Castle, J., Groothues, C., ⋯ Sonuga-Barke, E. J S. (2007). Early adolescent outcomes for institutionally: Deprived and non-deprived adoptees. I: Disinhibited attachment. *Journal of Child Psychology and Psychiatry, 48,* 17-30.

Rutter, M., & The English and Romanian Adoptees (ERA) Study Team (1998). Development catch-up, and deficit, following adoption after severe global early privation. *Journal of Child Psychology and Psychiatry, 39,* 465-476.

Rutter, M. L., Kreppner, J. M., & O'Connor, T. G. (2000). Specificity and heterogeneity in children's responses to profound institutional privation. *British Journal of Psychiatry, 179,* 97-103.

Salariya, E. M., & Cater, J. I. (1984). Mother-child relationship: FIRST score. *Journal of Advanced Nursing, 9* (6), 589-595.

Salisbury, A., Law, K., La Gasse, L., & Lester, B. (2003). Maternal-fetal attachment. *Journal of the American Medical Association, 289,* 1701-1701.

Sameroff, A. J., & Fiese, B. H. (2000). Model of development and developmental risk. In C. H. Zeanah, Jr. (ed.), *Handbook of infant mental health (2nd ed).* (pp. 3-19). New York, NY: Guilford Press.

Sanders, B., & Becker-Lausen, E. (1995). The measurement of psychological maltreatment: early data on the child abuse and trauma scale. *Child Abuse & Neglect 19,* 315-323.

Sandra, A., Graham-Bermann, & Edleson, J. L. (2001). *Domestic violence in the lives of children: The future of research, intervention, and social policy,* Washington D.C.: American Psychological Association.

Schaffer, H. R. (1998). *Making decisions about children* (2nd ed.). Oxford,UK: Blackwell.（無藤隆，佐藤恵理子（訳）．（2001）．子どもの養育に心理学がいえること：発達と家族環境，東京：新曜社）

Sedgmen, B., McMahon, C., Cairns, D., Benzie, R. J., & Woodfield, R. L. (2006). The impact of two-dimensional versus three-dimensional ultrasound exposure on maternal-fetal attachment and maternal health behavior in pregnancy. *Ultrasound in Obstetrics and Gynecology, 27,* 245-251.

Seimyr, L., Sjögren, B., Welles-Nyström, B., & Nissen, E. (2009). Antenatal maternal depressive mood and parental-fetal attachment at the end of pregnancy. *Archives of Women's Mental Health, 12,* 269-279.

Seng, J. S., Sperlich, M., Low, L. K., Ronis, D. L., Muzik, M., & Liberzon, I. (2013), Childhood abuse history, posttraumatic stress disorder, postpartum mental health, and bonding: A prospective cohort study. *Journal of Midwifery & Women's Health, 58,* 57-68.

Shaver, P. R., & Brennan, K. A. (1992). Attachment styles and the 'Big five' personality traits: their connections with each other and with romantic relationship outcomes. *Personality and Social Psychology Bulletin, 18,* 536-545.

Shirilla, J. J., & Weatherston, D. J. (2002). *Case studies in infant mental health: Risk, resiliency, and relationship.* Washington D.C.: Zero to Three.（廣瀬たい子，白川園子，園部真美，寺本妙子，&三国久美（訳）．（2007）．乳幼児精神保健ケースブック：フライバーグの育児支援治療プログラム．東京：金剛出版）

Sit, D., Luther, J., Buysse, D., Dills, J. L., Eng, H., Okun, M., … Wisner, K. L. (2015). Suicidal ideation in depressed postrpartum women: Associations with childhood trauma, sleep disturbance and anxiety. *Journal of Psychiatric Research, 66-67,* 95-104.

Sit, D., Seltman, H., & Wisner, K. L. (2011). Seasonal effects on depression risk and suicidal symptoms in postpartum women. *Depression and Anxiety, 28,* 400-405.

Siu, B. W., Ip, P., Chow, H. M., Kwok, S. S., Li, O. L., Koo, M. L., … Hung, S. F. (2010). Impairment of mother-infant relationship: validation of the Chinese version of Postpartum Bonding Questionnaire. *Journal of Nervous and Mental Disease, 198(3),* 174-179.

Smalley, S. L., Loo, S. K., Hale, T. S., Shrestha, A., & McGough, J. (2009). Mindfulness and attention deficit hyperactivity disorder. *Journal of Clinical Psychology, 65,* 1-12.

Smith, M. J., Cloninger, C. R., Harms, M. P., & Csernansky, J. G. (2008). Temperament and character as schizophrenia-related endophenotypes in non-psychotic siblings. *Schizophrenia Research, 104,* 198-205.

Sockol, L. E., Battle, C. L., Howard, M., & Davis, T. (2014). Correlates of impaired mother-infant bonding in a partial hospital program for perinatal women. *Archives of Women's Mental Health, 17*(5), 465-469.

Soderstrom, H., Rastam, M., & Gillberg, C. (2002). Temperament and character in adults with Asperger syndrome. *Autism, 6,* 287-297.

Soet, J., Brack, G. A., & Dilorio, C. (2003). Prevalence and predictors of women's experience of psychological trauma during childbirth. *Birth, 30,* 36-46.

Song, M., Ishii, H., Toda, M., Tomimatsu, T., Katsuyama, H., Nakai, Y., & Shimoya, K. (2017). Maternal depression and mother-to-infant bonding: The association of delivery mode, general health and stress markers. *Open Journal of Obstetrics and Gynecology, 7,* 155-166.

Spielberger, C. D. (1979). (revised research edition). *State-Trait Anger Expression Inventory: STAXI professional manual.* Odessa F.L.: Psychological Assessment Resources.

Spitzer, R. L., Endicott, J., & Robins, E. (1978). Research diagnostic criteria: Rationale and reliability. *Archives of General Psychiatry, 35,* 773-782.

Stiffman, M. N., Schnitzer, P. G., Adam, P., Kruse, R. L., & Ewigman, B. G. (2002). House hold composition and risk of fatal child maltreatment. *Pediatrics, 109*(4), 615-621.

Stocky, A. J., Tonge, B. J., & Nunn, R. J. (1996). The reliability and validity of the Bethlem mother-infant interaction scale. *British Journal of Psychiatry, 169*(1), 27-29.

Straus, M. A. (1995). Corporal punishment of children and adult depression and suicidal ideation. In J.

MacCord (Ed.). *Coercion and punishment in long-term perspectives* (pp. 59-77). Cambridge, UK: Cambridge University Press.

Straus, M. A. & Hamby, S. L. (1997). Measuring physical and psychological maltreatment of children with the Conflict Tactics Scales. In K. G. Kaufman, and J. L. Jasinski, (Eds.). *Out of the darkness: Contemporary perspectives on family violence* (pp.119-135). Thousand Oaks, CA: Sage.

Straus, M. A., Hamby, S. L., Finkelhor, D., Moore, D. W., & Runyan, D. (1998). Identification of child maltreatment with the parent-child conflict tactics scales: Development and psychometric data for a national sample of American parents. *Child Abuse & Neglect. 22* (4), 249-270.

Suetsugu, Y., Honjo, S., Ikeda, M., & Kamibeppu, K. (2015). The Japanese version of the Postpartum Bonding Questionnaire: Examination of the reliability, validity, and scale structure. *Journal of Psychosomatic Research, 79* (1), 55-61.

Sugishita, K., Kamibeppu, K., & Matsuo, H. (2016). The inter relationship of mental state between antepartum and postpartum assessed by depression and bonding scales in mothers. *Health, 8,* 1234-1243.

Sumner, G., & Spietz, A. (1994). *NCAST caregiver/parent-child interaction feeding manual*. Seattle: NCAST-AVENUW Publications, University of Washington, School of Nursing.

Svrakic, D. M., Draganic, S., Hill, K., Bayon, C., Przybeck, T. R., & Cloninger, C. R. (2002). Temperament, character, and personality disorders: Etiologic, diagnostic, treatment issues. *Acta Psychiatrica Scandinavica, 106,* 189-195.

Svrakic, D. M., Whitehead, C., Przybeck, T. R., & Cloninger, C. R. (1993). Differential diagnosis of personality disorders by the seven-factor model of temperament and character. *Archives of General Psychiatry, 50,* 991-999.

Takegata, M., Ohashi, Y., Haruna, M., & Kitamura, T. (2014). Theoretical framework for interper-sonal psychotherapy in the prevention of postpartum depression: A commentary. *International Journal of Nursing and Health Science, 1,* 37-40.

Takeuchi, M. S., Miyaoka, H., Tomoda, A., Suzuki, M., Liu, Q., & Kitamura, T. (2010). The effect of interpersonal touch during childhood on adult attachment and depression: A neglected area of family and developmental psychology? *Journal of Child and Family Studies, 19,* 109-117.

Tangney, J. P. (1990). Assessing individual differences in proneness to shame and guilt: development of the self-conscious affect and attribution inventory. *Journal of Personality and Social Psychiatry, 59,*

Tangney, J. P., Wagner, P., Fletcher, C., & Gramzow, R. (1992). Shamed into anger? The relation of shame and guilt to anger and self-reported aggression. *Journal of Personality and Social Psychiatry, 62,* 669-675.

Tangney, J. P., Wagner, P., & Gramzow, R. (1992). Proneness to shame, proneness to guilt, and psychopathology. *Journal of Abnormal Psychology, 101,* 469-478.

Taylor, A., Atkins, R., Kumar, R., Adams, D., & Glover, V. (2005). A new mother-to-infant bonding scale: Links with early maternal mood. *Archives of Women's Mental Health, 8* (1), 45-51.

Tietz, A., Zietlow, A.-L., & Reck, C. (2014). Maternal bonding in mothers with postpartum anxiety disorder: The crucial role of subclinical depressive symptoms and maternal avoidance behaviour. *Archives of Women's' Mental Health, 178,* 433-442.

Tikotzky, L. (2016). Postpartum maternal sleep, maternal depressive symptoms and self-perceived mother-infant emotional relationship. *Behavioral Sleep Medicine, 14,* 5-22.

Tikotzky, L., Chambers, A. S., Kent, J., Gaylor, E., & Manber, R. (2012). Postpartum maternal sleep and mothers' perceptions of thweir attachment relationship with the infant among women with a history of depression during pregnancy. *International Journal of Behavioral Development, 36*, 440-448.

Tillman, R., Geller, B., Craney, J. L., Bolhofner, K., Williams, M., Zimerman, B., … Beringer, L. (2003). Temperament and character factors in a prepubertal and early adolescent bipolar disorder phenotype compared to attention deficit hyperactive and normal controls. *Journal of Child and Adolescent Psychopharmacology, 13*, 531-543.

Tooten, A., Hoffenkamp, H. N., Hall, R. A. S., Winkel, F. W., Eliëns, M., Vingerhoets, A. J. J. M., & van Bakel, H. J. A. (2012). The effectiveness of video interaction guidance in parents of premature infants: A multicenter randomised controlled trial. *BMC Pediatrics, 12*, 76.

Üstünsöz, A., Güvenc, G., Akyüz, A. & Oflaz, F. (2010). Comparison of maternal- and paternal-fetal attachment in Turkish couples. *Midwifery, 26*, e1-e9.

Usui, Y., Haruna, M., Sakanashi, K., Tanaka, T., & Kitamura, T. (2019). The psychometric properties of the Maternal Antenatal Attachment Scale and the identification of a cluster of pathological maternal-foetal bonding: A study in Japanese non-clinical mothers. In T. Kitamura and Y. Ohashi, (Eds.) *Perinatal bonding and bonding disorders: Causes and consequences* (pp. 37-58). Newcastle upon Tyne, UK: Cambridge Scholars Publishing.

van Bussel, J. C. H., Spitz, B., & Demyttenaere, K. (2010). Three self-report questionnaires of the early mother-to-infant bond: reliability and validity of the Dutch version of the MPAS, PBQ and MIBS. *Archives of Women's Mental Health, 13*(5), 373-384.

van den Bergh, B., & Simons A. (2009). A review of scales to measure the mother-foetus relationship. *Journal of Reproductive and Infant Psychology, 27*, 114-126.

Wachleski, C., Salum, G. A., Blaya, C., Kipper, L., Paludo, A., Salgado, A. P., & Manfro, G. G. (2008). Harm avoidance and self-directedness as essential features of panic disorder patients. *Comprehensive Psychiatry, 49*, 476-481.

Waldman-Levi, A., Finzi-Dottan, R., & Weintaub, N. (2015). Attachment security and parental perception of competency among abused women in the shadow of PTSD and childhood exposure to domestic violence. *Journal of Child and Family Studies, 24*, 57-65.

Walsh, J. (2010). Definitions matter: If maternal-fetal relationships are not attachment, what are they? *Archives of Women's Mental Health, 13*(5), 449-451.

Weisman, O., Granat, A., Gilboa-Schechtman, E., Singer, M., Gordon, H., Azulay, H., … Feldman, R. (2010). The experience of labor, maternal perception of the infant, and the mother's postpartum mood in a low-risk community cohort. *Archives of Women's Mental Health, 13*, 505-513.

Weissman, M. M., Leaf, P. J., Tischler, G. L., Blazer, D. G., Karno, M., Bruce, M. L., & Florio, L. P. (1988). Affective disorders in five United States communities. *Psychological Medicine, 18*, 141-53.

Weng, S.-C., Huang, J.-P., Huang, Y.-L., Lee, T. S.-H., & Chen, Y.-H. (2016). Effects of tobacco exposure on perinatal suicide ideation, depression, and anxiety. *BMC Public Health, 16*, 623.

Williams, C., Taylor, E. P., & Schwannauer, M. (2016). A web-based survey of mother-infant bond, attachment experiences, and metacognition in posttraumatic stress following childbirth. *Infant Mental Health Journal, 37*, 259-273.

Wilson, M. E., White, M. A., Cobb, B., Curry, R., Greene, D. & Popovich, D. (2000). Family dynamics, parental-fetal attachment and infant temperament. *Journal of Advanced Nursing, 31*, 204-210.

Windham, A. M., Rosenberg, L., Fuddy, L., McFarlane, E., Sia, C., & Duggan, A. K. (2004). Risk of mother − reported child abuse in the first 3 years of life. *Child Abuse & Neglect, 28*(6), 645-667.

Wittkowski, A., Wieck, A., & Mann, S. (2007). An evaluation of two bonding questionnaires: A comparison of the Mother-to-Infant Bonding Scale with the Postpartum Bonding Questionnaire in a sample of primiparous mothers. *Archives of Women's Mental Health, 10*(4), 171-175.

World Health Organization. (2016). ICD-10: Version 16. Retrieved from http://apps.who.int/classifications/icd10/browse/2016/en#/F94.1

Wu, S. S., Ma, C. X., Carter, R. L., Ariet, M., Feaver, E. A., Resnick, M. B., & Roth, J. (2004). Risk factors for infant maltreatment: A population-based study. *Child abuse & Neglect, 28,* 1253-1264.

Yalçin, S. S., Örün, E., Mutlu, B., Madendağ, Y., Sinici, İ., Dursun, A., … Yurdakök, K. (2010). Why are they having infant colic? A nested case-control study. *Paediatric and Perinatal Epidemiology, 24,* 584-596.

Yamamoto, M., Tanaka, S., Fujimaki, K., Iwata, N., Tomoda, A., & Kitamura, T. (1999). Child emotional and physical maltreatment and adolescent psychopathology: a community study in Japan. *Journal of Community Psychology, 27,* 377-391.

Yarcheski, A., Mahon, N. E., Yarcheski, T. J., Hanks, M. M., & Cannella, B. L. (2009). A meta-analytic study of predictors of maternal-fetal attachment. *International Journal of Nursing Studies, 46,* 708-715.

Yoo, H. J., Kim, M., Ha, J. H., Chung, A., Sim, M. E., Kim, S. J., & Lyoo, I. K. (2006). Biogenetic temperament and character and attention deficit hyperactivity disorder in Korean children. *Psychopathology, 39,* 25-31.

Yoshida, K., Yamashita, H., Conroy, S., Marks, M., & Kumar, C. (2012). A Japanese version of Mother-to-Infant Bonding Scale: factor structure, longitudinal changes and links with maternal mood during the early postnatal period in Japanese mothers. *Archives of Women's Mental Health, 15*(5), 343-352.

Zanarodo, V., Soldera, G., Volpe, F., Giliberti, L., Parotto, M., Giustardi, A., & Straface, G. (2016). Influence of elective and emergency Cesarean delivery on mother emotions and bonding. *Early Human Development, 99,* 17-20.

Zeanah, C. H. (1996). Beyond insecurity: A reconceptualization of attachment disorders of infancy. *Journal of Consulting and Clinical Psychology, 64(1),* 42-52.

Zeanah, C. H. & Benoit, D. (1995) Clinical applications of a parent perception interview in infant-mental health. *Infant Psychiatry, 4,* 539-554.

Zeanah, C. H., Benoit, D., Hirshberg, L., Barton, M. L., & Regan, C. (1994). Mothers' representations of their infants are concordant with infant attachment classifications. *Developmental Issues in Psychiatry and Psychology, 1,* 9-18.

Zeanah, C. H., & Boris, N. (2000). *Handbook of infant mental health* (2nd ed.). New York, NY: Guilford press.

Zeanah, C. H., Mammen O, & Lieberman A. (1993). *Handbook of infant mental health* (1st ed.). New York, NY: Guilford Press.

Zeitlin, D., Dhanjal, T., & Colmsee, M. (1999). Maternal-foetal bonding: The impact of domestic violence on the bonding process between a mother and child. *Archives of Women's Mental Health, 2,* 183-189.

Zigmond, A. S., & Snaith, R. P. (1983). The hospital anxiety and depression scale. *Acta Psychiatrica Scandinavica, 67,* 361-370.

Zlotnick, C., Johnson, S. L., Miller, I. W., Pearlstein, T., & Howard, M. (2001). Postpartum depression in women receiving public assistance: Pilot study of an interpersonal-therapy-oriented group intervention. *American Journal of Psychiatry, 158,* 638-640.

Zlotnick, C., Miller, I. W., Pearlstein, T., Howard, M., & Sweeney, P. (2006). A preventive intervention for pregnant women on public assistance at risk for postpartum depression. *American Journal of*

Psychiatry, 163, 1443-1445.

アクロスジャパン・認定 NPO 法人フローレンス（2016）．子どもを育てるのが困難な方への対応．アクロスジャパン・認定 NPO 法人フローレンス．

岩﨑美枝子（2013）．子どもの養子縁組ガイドブック：特別養子縁組・普通養子縁組の法律と手続き．東京：明石出版

臼井由利子，北村俊則，坂梨京子，田中智子（2016）．日本語版 Maternal Antenatal Attachment Scale（MAAS）の信頼性・妥当性の検証．第 36 回日本精神科診断学会，東京．

大橋優紀子（2016）．Postpartum Bonding Questionnaire（PBQ）日本語版による産後のボンディング障害の再考および児童虐待との関連について．精神科診断学，10(1)，22-30．

大橋優紀子（2017）．Postpartum Bonding Questionnaire（PBQ）．日本語版による産後のボンディング障害の再考および児童虐待との関連について．精神科診断学会誌，10(1)，23-30．

大橋優紀子，北村俊則，坂梨京子，田中智子（2014）．新生児虐待の原因は産後の抑うつ状態ではなくボンディング障害である：熊本地区の縦断調査から．第 11 回日本周産期メンタルヘルス研究会学術集会，さいたま，2014 年 11 月 13 日 14 日

大橋優紀子，鈴木香代子（2008）．欧州における乳幼児精神保健のプロフェッショナル．廣瀬たい子（監修），看護のための乳幼児精神保健入門（pp. 113-130）．東京：金剛出版．

岡野禎治，村田真理子，増地聡子，玉木領司，野村純一，宮岡等，北村俊則（1996）．日本版エジンバラ産後うつ病自己評価票（EPDS）の信頼性と妥当性．精神科診断学，7(4)，525-533．

小此木啓吾，小嶋謙四郎，渡辺久子（編）（1994）．乳幼児精神医学の方法論．東京：岩崎学術出版社．

外務省総合外交政策局人権人道課（2007）．児童の権利に関する条約（日英対照版パンフレット　改訂版）．http://www.mofa.go.jp/mofaj/gaiko/jido/pdfs/je_pamph.pdf

片岡弥恵子，八重ゆかり，江藤宏美，堀内成子（2005）．妊娠期におけるドメスティック・バイオレンス．日本公衆衛生雑誌，52(9)，785-795．

金子一史（2011）．産後うつ病および産後愛着障害の早期発見システム構築と援助方法の開発．（科学研究費補助金研究成果報告書 No. 21730547）．東京：日本学術振興会．

兼松百合子，荒木暁子，奈良間美保，白畑範子，丸光惠，新屋敷亮子（2006）．PSI 育児ストレスインデックス手引き．東京：一般社団法人雇用問題研究会．

北村俊則（2013a）．周産期メンタルヘルススタッフのための心理介入教本．東京：北村メンタルヘルス研究所．

北村俊則（2013b）．精神・心理症状学ハンドブック．東京：日本評論社．

北村俊則（2013d）．精神科診断学概論：病理所見のない疾患の概念を求めて．東京：北村メンタルヘルス研究所．

北村俊則（2017）．精神に疾患は存在するか．東京：星和書店．

北村俊則，岡村州博，竹田省，藤田壽太郎，上里忠司，杉山隆，…中野仁雄（2006）．助産師による妊娠期間中の心理支援が産後うつ病の重症度に与える予防効果に関する研究．（北村俊則．厚生労働科学研究費補助金　子ども家庭総合研究事業　周産期母子精神保健ケアの方策と効果判定に関する研究　平成 17 年度総合・分担研究報告書，pp. 2-10．）

北村俊則，高馬章江，多田克彦（2014，11 月）．新生児虐待の原因は産後の抑うつ状態ではなくボンディング障害である：岡山地区疫学調査から．第 11 回日本周産期メンタルヘルス研究会学術集会ポスターセッション，さいたま．

厚生労働省（2011a）．社会的養護の課題と将来像 http://www.mhlw.go.jp/bunya/kodomo/syakaiteki_yougo/dl/08.pdf

厚生労働省（2011b）．里親委託ガイドライン http://www.mhlw.go.jp/stf/shingi/2r98520000018h6g-att/

2r98520000018hlp.pdf
厚生労働省（2017a）．医療・介護関係者における個人情報の適切な取り扱いのためのガイドライン　参照先：http://www.mhlw.go.jp/topics/bukyoku/seisaku/kojin/dl/170805-11a.pdf
厚生労働省（2017b）．児童相談所運営指針の改正について：第5章　一時保護．参照先：http://www.mhlw.go.jp/bunya/kodomo/dv-soudanjo-kai-honbun5.html
厚生労働省（2017c）．新しい社会的養育ビジョン．http://www.mhlw.go.jp/file/04-Houdouhappyou-11905000-Koyoukintoujidoukateikyoku-Kateifukushika/0000173865.pdf
厚生労働省（2017d）．社会的養護の現状について（参考資料）平成29年12月 http://www.mhlw.go.jp/file/06-Seisakujouhou-11900000-Koyoukintoujidoukateikyoku/0000172986.pdf
厚生労働省（2017e）．特別養子縁組に関する調査結果について．http://www.mhlw.go.jp/file/05-Shingikai-11901000-Koyoukintoujidoukateikyoku-Soumuka/0000169537.pdf（Retrieved 2017.3.28.）
厚生労働省（2017f）．子育て世代包括支援センター業務ガイドライン http://www.mhlw.go.jp/file/04-Houdouhappyou-11908000-Koyoukintoujidoukateikyoku-Boshihokenka/senta-gaidorain.pdf
厚生労働省（2017g）．子ども虐待対応の手引き：第5章　一時保護．参照先：http://www.mhlw.go.jp/bunya/kodomo/dv12/05.html
雇児総発・雇児福発・雇児母発0727第1号（2011）．妊娠期からの妊娠・出産・子育て等に係る相談体制の整備について http://www.mhlw.go.jp/bunya/kodomo/pdf/dv110805-2.pdf
雇児総発0309第1号（2012）．児童相談所長又は施設長等による監護措置と親権者等との関係に関するガイドライン http://www.mhlw.go.jp/bunya/kodomo/pdf/dv120317-2.pdf
個人情報の保護に関する法律，法律第五十七号．（2003）．参照先：http://elaws.e-gov.go.jp/search/elawsSearch/elaws_search/lsg0500/detail?lawId=415AC0000000057
後藤絵里（2016）．産まなくても，育てられます：不妊治療を超えて，特別養子縁組へ．東京：講談社
佐藤拓代（2002）．平成13年度厚生科学研究補助金「子ども家庭総合研究事業」地域保健における子ども虐待の予防・早期発見・援助に係る研究報告書　子ども虐待予防のための保健師活動マニュアル～子どもに関わるすべての活動を虐待予防の視点に～　＜マニュアル版＞．健やか親子21公式ホームページ，資料のご案内＜虐待防止対策＞　参照先：http://rhino.med.yamanashi.ac.jp/sukoyaka/siryou5.html
児童虐待の防止等に関する法律，法律第八十二号（2000）．参照先：http://www.mhlw.go.jp/bunya/kodomo/dv22/01.html
児童福祉法，法律第百六十四号（1947）．参照先：https://elaws.e-gov.go.jp/search/elawsSearch/elaws_search/lsg0500/detail?lawId=322AC0000000164_20180402_429AC0000000069&openerCode=1
島悟（1998）．NIMH原版準拠/CES-D Scale うつ病（抑うつ状態）/自己評価尺度．東京：千葉テストセンター．
下中壽美，玉城清子（2017）．産後1ヶ月時のマターナルボンディングへの影響要因：母親の睡眠の量・質，うつ症状，属性に着目して．日本母性看護学会誌，17，45-52．
総務省統計局（2016）．2016年度　児童相談所における児童虐待相談の対応件数，児童虐待相談の相談種別×児童虐待相談の経路別（表番号25）https://www.e-stat.go.jp/stat-search/files?page=1&layout=datalist&toukei=00450046&tstat=000001034573&cycle=8&year=20161&month=0&tclass1=000001108815&tclass2=000001108820 竹田省．（2016）．妊産婦死亡"ゼロ"への挑戦．日本産科婦人科学会雑誌，68，1815-1822．
中央法規出版編集部（2016）．改正児童福祉法・児童虐待防止法のポイント（平成29年4月完全施行）―新旧対照表・改正後条文―，6．
東京都福祉保健局（2009）．「チームで行う児童虐待対応～病院のためのスタートアップマニュアル～」

参照先：http://www.fukushihoken.metro.tokyo.jp/kodomo/katei/start_up_manual.files/start-up-zennbunn.pdf

東京都福祉保健局少子社会対策部（2005）．子ども家庭支援センターガイドライン．参照先：http://www.fukushihoken.metro.tokyo.jp/kodomo/kosodate/ouen_navi/guideline.files/centerguide.pdf

中島登美子（2001）．母親の愛着尺度日本版の信頼性・妥当性の検討．日本看護科学会誌, 21, 1-8.

中村美保，兼松百合子，横田碧，武田淳子，中村伸江，丸光惠，……杉本陽子（1997）．慢性疾患患児と健常児のソーシャルサポート．日本看護科学学会誌, 17, 40-47.

成田伸，前原澄子（1993）．母親の胎児への愛着形成に関する研究．日本看護科学会誌, 13, 1-9.

日本看護協会（2003）．看護職のための子ども虐待予防＆ケアハンドブック，東京：日本看護協会出版会.

日本子ども家庭総合研究所（2009）．社会福祉法人恩賜財団母子愛育会 日本子ども家庭総合研究所編 子ども虐待対応の手引き 平成21年3月31日 厚生労働省の改正通知，東京：有斐閣．

日本周産期メンタルヘルス学会．周産期メンタルヘルス学会（2017）．周産期メンタルヘルスコンセンサスガイド．Retrieved from http://www.pmhguideline.com/consensus_guide/cq17.pdf

日本小児科学会（2014）．子ども虐待診療の手引き 第2版，ガイドライン・提言，学会からの提言・主張．参照先：https://www.jpeds.or.jp/modules/guidelines/index.php?content_id=25

日本助産師会（2004）．助産師のための子ども虐待防止実践マニュアル，東京：日本助産師会．

日本弁護士連合会子どもの権利委員会（2012）．子どもの虐待防止・法的実務マニュアル第5版．東京：明石書店．

馬場香里（2015）．児童虐待の概念分析．日本助産学会誌, 29, 207-218. Retrieved from https://www.jstage.jst.go.jp/article/jjam/29/2/29_207/_pdf

馬場香里（2016）．構造方程式モデリングを用いた乳児虐待と家族内の要因の因果構造の探索（博士学位論文）聖路加国際大学，東京．

馬場香里，片岡弥恵子（2017a）．構造方程式モデリングを用いた乳児虐待と家族内の要因の因果構造の探索．第31回日本助産学会学術集会ポスターセッション，徳島．

馬場香里，片岡弥恵子（2017b）．児童虐待事例を支援する専門職の認識する虐待の特徴．母性衛生, 58, 125-132.

平野裕二（2012）．「子どもの代替的養護に関する国連指針」採択までの経緯と日本の課題．子どもの虐待とネグレクト, 14, 297-308.

廣瀬たい子（編）．（2008）．看護のための乳幼児精神保健入門．東京：金剛出版.

廣瀬たい子，寺本妙子，三国久美，斉藤早香枝，岡光基子，大橋優紀子，草薙美穂（2006）．低出生体重児の育児支援の在り方を考える―米国ワシントン州，コロラド州の調査から―．小児看護, 29(4), 513-515.

民法．http://law.e-gov.go.jp/htmldata/M29/M29HO089.html

山下洋，吉田敬子（2017）．産後のボンディングの概念と測定方法．精神科診断学, 10(1), 7-14.

山懸然太郎（2013）．平成25年厚労科研「健やか親子21」の最終評価・課題分析及び次期国民健康運動の推進に関する研究，「健やか親子21」における目標に対する最終評価・分析シート，課題4 子どもの心の安らかな発達の促進と育児不安の軽減，子どもを虐待していると思う親の割合（4-4）．参照先：http://rhino.med.yamanashi.ac.jp/sukoyaka/pdf/saisyuuhyouka5.pdf

山本恒雄（2013）．解説レポート：児童虐待の現状―愛育ねっと（子ども家庭福祉情報提供事業）2001-2015．参照先：http://www.aiikunet.jp/exposion/manuscript/20022.html

渡辺久子（2000）．母子臨床と世代間伝達．東京：金剛出版．

おわりに

　男女の仲はさまざまです。会ったその日から「一目ぼれ」。そしてあっとう間のゴールインという夫婦もいます。一方で，最初は取っ付きが悪く，むしろあまり好感が持てなかった相手が，仕事やその他の関わりの中で，次第にお互いの良いところを見つけ，長いお付き合いの後で結婚に至るカップルもあります。夫婦になるに至る経緯はさまざまです。しかし，「一目ぼれ型」も「長い春型」も，幸福なカップルになることでは差がありません。

　親子の仲も同じです。「一目ぼれ型」の親も「長い春型」の親もいるのです。ですが，世の中には「産んだその日から赤ちゃんは可愛いもの」という都市伝説が存在しています。「長い春型」の親は少なくありません。われわれの調査では母親の10%以上がこれに該当しました。こうした親は，「子どもに愛情を持てない自分は異常ではないか」と一人悩みます。その結果，育児スタイル，親子関係，夫婦関係，親のそしてその子のメンタルヘルスに大きな影響を与える可能性がでてきます。周産期ボンディング障害は母親に特化したものではありません。父親にも同様に見られます。

　親と子の関係性は，医療，福祉，心理分野の専門家にとって大きな関心の一つです。しかしながら，子どものアタッチメント研究が盛んにおこなわれてきた一方で，親の子どもに対する態度——すなわち，ボンディング——は，近年まで，あまり正式に話し合われずにきました。周産期のボンディングとその障害について周産期医学の中で取り上げられたのは1990年半ばになってからでした。産後うつ病が1970年代から注目され，以降，多くの研究が発表され，その原因が究明され，援助方法が確立したことを考えると，周産期ボンディング障害は新規参入のテーマです。しかし，親子関係やその後の子どもの発達について考えると，周産期ボンディング障害は産後うつ病と同等あるいはそれ以上に重要な課題です。Brockington, Butterworth, and Glangeaud-Freudenthal（2017）は，親と胎児または乳児の関係性をアセスメントすることは，最も生き生きとして具体的な臨床の要素であると述べています。また彼らは，この問題に接している親子を，妊娠期や産後のような早期段階で特定し支援できれば，親の精神疾患の一次，二次予防，そして子どもの発達への影響をも絶つ機会になり，長期的な健康コスト削減にもつながるとも示唆しています。周産期ボンディング障害の特効薬はありません。その一方で，心理的メカニズムの多くの部分がわかってきています。こうした心理的メカニズムを理解することが，周産期ボンディング障害に苦しむ親への臨床的支援の基礎になるのです。

　私たちは周産期ボンディング障害の先端的研究について成書[注1]を発表しています。こ

の重要なテーマについてさらなる先端的知見を追求されたい方には，是非お読みいただきたい書籍です。一方，周産期医療の現場での医療従事者の皆様にとって，明日の臨床で活用できる最も信頼できる情報を提供する目的で編集したのが今回の書籍です。周産期医療に従事する産婦人科医，小児科医，精神科医，助産師，看護師，保健師，心理師（士），ケースワーカー，保育士……など，多くの職種の方を読者と想定しています。各章は，背景にある基礎情報を述べてから，ボンディング障害との関連について述べています。周産期ボンディング障害を学びつつ，周産期精神医学の基礎を概観することができます。本書が親子の幸せに多少とも貢献できるのであれば，編者として大変幸いです。

　最後に，この本を出版していただいたミネルヴァ書房の清水太郎様，水野安奈様に，この場をかりて御礼申し上げます。

　2019年6月

　　　　　　　　　　　　　　　　　　　　　　　　　　　　　　　北村　俊則

　注1）　Kitamura, T., & Ohashi, Y. (Eds.) (2019). *Perinatal bonding disorders: Causes and consequences*. Newcastle upon Tyne, UK: Cambridge Scholars Publishing.

索　引

欧文

Adult Attachment Interview（AAI）　4
Conflict Tactics Scale 1（CTS 1）　64, 67
Conflict Tactics Scale Parent-Child（CTSPC）　64, 66
DSM　124
DSM-5　7
Edinburgh Postnatal Depression Scale（EPDS）　93
European Early Promotional Project（EEPP）　84
Growing Care Unit（GCU）　84
ICD　42, 124
ICD-10　7
Japan Infant Mental Health Program（JIMHP）　84
Maternal Antenatal Attachment Scale（MAAS）　15, 67
Maternal Attachment Inventory（MAI）　9
Maternal-Fetal Attachment Scale（MFAS）　14
Mother Baby Unit（MBU）　132
Mother-to-infant Bonding Questionnaire（MIBQ）　15, 22, 49
Neonatal Intensive Care Unit（NICU）　80
Parenting Partnership Program　94
Postnatal Bonding Questionnaire（PBQ）　67
Postpartum Bonding Questionnaire（PBQ）　10, 22, 46
Prenatal Attachment Inventory（PAI）　14, 83
Stafford Interview　11
Temperament and Character Inventory（TCI）　127
Violence Against Women Screen（VAWS）　68
Working Model of the Child Interview　11
Yale Inventory of Parental Thoughts and Actions（YIPTA）　82

あ行

愛情　127
　　——の欠如　15, 24, 51
愛着　2
赤ちゃん縁組　113
赤ちゃんの泣き方　33
赤ちゃんへの気持ち質問票（MIBS）　9, 23, 67, 90
赤ちゃん部屋のおばけ（ghosts in the nursery）　87
赤ちゃんポスト　133
アタッチメント　2, 3, 14, 105, 130
　　——行動　3
　　——対象　4
　　成人——　16, 35
アメリカ精神医学会（APA）　42
安定型（B型）　4
怒り　24, 126
怒りと拒絶　15
怒りと拒否　27
怒りと拘束感　51
育児スキル教育　131
一時保護所　72
因子分析　19, 23
インフォームドコンセント　115
うつ病　31, 55, 123
　　産後——　31, 41
欧州早期促進プロジェクト（EEPP）　91
恐れ　126
驚き　126
親―子ども間の関係性の問題　7

か行

介在　37
概念　125
回避型（A型）　4
過干渉　37
かけがえのなさ　127, 129
葛藤型（C型）　4
家庭養護　104, 106, 109

悲しみ　126
カンガルーケア　79
監護権　106
感情　125
関与する観察者　87
気質　127
希死念慮　47, 132
喫煙　65
虐待　7
　　児童——　53
　　　　——防止法　53, 56
　　新生児——　67
　　身体的——　58
　　心理的——　57
　　性的——　58
協調　128
脅迫　55
強迫観念　126
恐怖　127, 128
拒絶　127, 129
拒否　24
拒否と恐れ　51
屈辱　55
クラスター分析　25
ケアの相互性　5
嫌悪　126
研究用診断基準　44
攻撃性　127
幸福感　126
交絡　17, 37
国際人権規約　102
国立医療技術評価機構　7
子育て世代包括支援センター　121
子ども家庭総合研究所　64
子ども虐待予防のための保険師活動マニュアル　61
子どもとの絆　2
子どもの同意能力　114
子どもの保護　99

さ行

財産管理権　106
歳児委託　113
里親　105, 106, 109
産後の自殺者　47

産褥精神病 31
次元的 25
試験養育期間 111
自己意識感情 126
自己志向 127
自己超越 128
自己モデル 4, 130
施設症 3
施設養護 104, 108
持続 127
時点有病率 42
児童期の養育体験 37
児童相談所 72, 133
児童の権利の関する条約（子どもの権利条約） 101, 103
児童の代替養護に関する指針 103
児童福祉部門 118
児童福祉法 105
児の性別 35
社会資源の提供 131
社会的養護 104
周産期精神医学 123
周産期メンタルヘルス学会 8
周産期メンタルヘルスコンセンサスガイド 8
重要他者 36
主成分分析 23
守秘義務 71
障害 25
生涯有病率 42
症候群（syndrome） 19
症状 19
　——構造 9
新奇性追求 27
親権 106
　——喪失 107
親権停止制度 107
新生児委託 113
新生児死亡 16
診断基準 125
診断用構造化面接 42
心的外傷後ストレス障害 32
審判書 115
心理療法 131
スキンシップ 3
健やか親子21 61
捨て子 133
ストリート・チルドレン 100

ストレス 36
ストレッサー 43
ストレンジ・シチュエーション 4
性格 127
性差 45
成人期のアタッチメントスタイル 4
精神病性症状 132
世界保健機構（WTO） 42
全般性不安障害 55
相互作用ガイダンス 81
早産 66
　——児 35
ソーシャルサポート 16, 36
損害回避 127

た 行
胎児のイメージ 15
胎児への感情 15
対処スタイル 36
代替的養護 103
他者モデル 130
多胎 65
脱抑制性愛着障害 7
徴候 19
帝王切開 35
　緊急—— 35
低出生体重児 65, 66
同居届 111
特定妊婦 70
匿名出産 133
飛び込み出産 119
ドメスティック・バイオレンス 56

な 行
内的作業モデル 4
内容の妥当性 125
日本看護協会 64
日本小児科学会 64
日本助産師学会 64
乳幼児—親心理療法 87
妊娠期間中のストレス 35
妊娠等について悩まれている方のための相談援助事業連携マニュアル 62
ネグレクト 7, 58
年齢要件 114

望まない妊娠 16, 17

は 行
パーソナリティ 36, 127
配偶者からの暴力 16, 35
母親への調律 91
範疇的 25
反応性愛着障害 7
被虐待児症候群 53
非逐次モデル 17
ビデオリフレクション 81
ファミリーホーム 105
不安障害 32
報酬依存 127
法定代理人 133
母子保健部門 118
母子ユニット 28
母性剥奪 3
翻意 115
ボンディング 2
　——障害 1, 2, 7, 13, 67, 123
　——の治療 86
　——の概念 5
　——の形成 5
　胎児—— 14, 15, 33

ま・や 行
マターニティ・ブルーズ 43
満期産児 35
未婚 65, 66
無視 55
喪の作業 16
養育の拒否 7
養子 105
養子縁組 109
　——支援団体 99
　特別—— 110, 115, 118
　普通—— 110
要支援児童 68
要保護児童 68
要保護児童対策地域協議会 75, 77, 118
抑うつ状態 31

ら 行
罹患率 42
利益相反 133
リビドー発達理論 4

執筆者紹介

（＊は編著者，執筆順）

篠原枝里子（しのはら・えりこ）第1章

2008年，聖路加看護大学大学院看護学研究科修士課程ウィメンズヘルス・助産学専攻修了。順天堂大学医学部付属練馬病院，山本助産院，ほかクリニックに助産師として勤務。北村メンタルヘルス研究所研究員・こころの診療科きたむら醫院看護師を経て，2017年，聖路加国際大学大学院看護学研究科博士課程修了。現在，東京医療保健大学東が丘・立川看護学部助教。

臼井由利子（うすい・ゆりこ）第2章

2010年，順天堂大学医療看護学部卒業。船橋市立医療センター（産婦人科）に助産師として勤務。2016年，東京大学大学院医学系研究科健康科学・看護学専攻母性看護学・助産学分野修士課程修了。現在，北村メンタルヘルス研究所研究員，こころの診療科きたむら醫院看護師，東京大学大学院医学系研究科健康科学・看護学専攻母性看護学・助産学分野博士課程。

松長麻美（まつなが・あさみ）第3章

2005年，東京都立保健科学大学保健科学部看護学科卒業。東京武蔵野病院看護師，首都大学東京健康福祉学部看護学科助教を経て，2013年，東京大学大学院医学系研究科健康科学・看護学専攻精神看護学分野博士課程満期退学。現在，北村メンタルヘルス研究所研究員，こころの診療科きたむら醫院看護師，国立精神・神経医療研究センター精神保健研究所地域・司法精神医療研究部流動研究員。

＊北村俊則（きたむら・としのり）第4章，第9章

編著者紹介欄参照。

齋藤知見（さいとう・ともみ）第5章

2003年，東海大学医学部卒業。順天堂医院産婦人科学講座入局，順天堂浦安病院，越谷市立病院，順天堂医院に勤務。2009年，順天堂大学院博士課程卒業学位取得。2010年，順天堂医院産婦人科助教，2014年，同医院非常勤助教を経て，現在，順天堂大学産婦人科非常勤講師，北村メンタルヘルス研究所研究員，こころの診療科きたむら醫院非常勤勤務。日本超音波医学会超音波専門医，日本周産期・新生児学会評議員（教育・研修委員会委員）。

馬場香里（ばば・かおり）第6章

2005年，東京医科歯科大学医学部保健衛生学科看護学専攻卒業。看護師として群馬県桐生厚生総合病院に勤務。2009年，聖路加看護大学（現：聖路加国際大学）大学院看護学研究科修士課程ウィメンズヘルス・助産学専攻修了。助産師として，日本赤十字社大森赤十字病院，群馬県みどり市笠懸保健センター等に勤務。2016年，聖路加国際大学大学院看護学研究科博士課程修了。北村メンタルヘルス研究所研究員，こころの診療科きたむら醫院看護師，聖路加国際大学大学院看護学研究科客員研究員を経て，現在，聖路加国際大学大学院看護学研究科助教。

大橋優紀子（おおはし・ゆきこ）**第7章**

　　1997年，東京医科歯科大学医学部保健衛生学科看護学専攻卒業。慶應義塾大学病院，東京医科歯科大学医学部附属病院等に看護師として勤務。2012年，東京医科歯科大学大学院保健衛生学研究科総合保健看護学専攻小児・家族発達看護学分野博士（後期）課程修了。博士（看護学）。武蔵野短期大学幼児教育学科，竹早教員保育士養成所，東洋大学ライフデザイン学部非常勤講師，北村メンタルヘルス研究所研究員，こころの診療科きたむら醫院看護師，文京学院大学保健医療技術学部看護学科准教授を経て，現在，城西国際大学看護学部教授，北村メンタルヘルス研究所客員研究員。

山岸由紀子（やまぎし・ゆきこ）**第8章**

　　1989年，国立京都病院附属看護助産学校助産婦科（現：独立行政法人国立病院機構京都医療センター附属京都看護助産学校）卒業。看護師・助産師として，国立京都病院，東京警察病院に勤務。1999年，駒澤大学文学部社会学科心理学コース卒業。東京医科歯科大学医学部附属病院，日本助産師会事務局，窪谷産婦人科，柏市養育支援訪問員を経て，2014年，ゆきこ助産院（出張専門）を開業。妊娠・養子縁組相談事業をおこなう一般社団法人アクロスジャパンと協働。北村メンタルヘルス研究所，こころの診療科きたむら醫院に勤務。現在，北村メンタルヘルス研究所客員研究員，ゆきこ助産院（出張専門）院長。

編著者紹介

北村俊則（きたむら・としのり）

1972年，慶応義塾大学医学部卒業。慶応義塾大学病院（精神神経科），東京武蔵野病院，英国バーミンガム市オールセインツ病院，国立精神・神経センター精神保健研究所を経て，2000年12月～2010年9月，熊本大学大学院生命科学研究部教授（臨床行動科学分野・こころの診療科）教授。2010年10月，北村メンタルヘルス研究所開設。2011年6月，こころの診療科 きたむら醫院開設。2015年6月，北村メンタルヘルス学術振興財団代表理事就任。現在に至る。

ワシントン大学医学部（米国セント・ルイス）客員教授，Open Family Studies Journal など国際専門誌の編集委員，英国精神医学会会員およびフェロウ（Fellow of the Royal College of Psychiatrists）。

著訳書に，『精神に疾患は存在するか』（単著，2017年，星和書店），『すばらしい子どもたち：成功する育児プログラム』（監訳，2014年，星和書店）『精神・心理症状学ハンドブック［第3版］』（単著，2013年，日本評論社）など多数。

周産期ボンディングとボンディング障害
──子どもを愛せない親たち──

2019年7月20日　初版第1刷発行　　〈検印省略〉

定価はカバーに表示しています

編著者　北　村　俊　則
発行者　杉　田　啓　三
印刷者　坂　本　喜　杏

発行所　株式会社　ミネルヴァ書房
〒607-8494 京都市山科区日ノ岡堤谷町1
電話代表　（075）581-5191
振替口座　01020-0-8076

© 北村ほか，2019　　冨山房インターナショナル

ISBN 978-4-623-08645-0
Printed in Japan

アタッチメントと臨床領域
　　数井みゆき・遠藤利彦 編著
　　　　　　　　　　　　　　　　　　　　　　　Ａ５判　320頁
　　　　　　　　　　　　　　　　　　　　　　　本　体　3500円

アタッチメントを応用した養育者と子どもの臨床
　　ダビッド・オッペンハイム／ドグラス・Ｆ・ゴールドスミス 編
　　数井みゆき・北川恵・工藤晋平・青木豊　訳
　　　　　　　　　　　　　　　　　　　　　　　Ａ５判　320頁
　　　　　　　　　　　　　　　　　　　　　　　本　体　4000円

アタッチメント
　　――生涯にわたる絆
　　数井みゆき・遠藤利彦 編著
　　　　　　　　　　　　　　　　　　　　　　　Ａ５判　288頁
　　　　　　　　　　　　　　　　　　　　　　　本　体　3500円

――――――――― ミネルヴァ書房 ―――――――――
http://www.minervashobo.co.jp/